主动健康背景下老年人数字健康素养研究

A Study on Digital Health Literacy
of Elderly Populations Under
the Proactive Health Framework

彭 骏 万 辉
丁静林 郝辰业 著

上海交通大学出版社
SHANGHAI JIAO TONG UNIVERSITY PRESS

U0661429

内容提要

  本书从主动健康的视角出发,分析老年人数字健康素养现状,研究并提出促进数字健康素养的对策,探索社会卫生组织和公共信息服务机构如何适应老龄化社会需要,融入开放的数字信息环境,组织数字健康信息资源,开展数字健康素养教育,提供个性化的数字健康信息服务,对完善和发展主动健康的理论体系和实践应用、丰富医学信息学的理论研究具有重要的指导意义。本书适用于医学信息学、健康管理、图书情报专业人员,也可以作为相关专业本科生、研究生的参考用书。

图书在版编目(CIP)数据

  主动健康背景下老年人数字健康素养研究/彭骏等
著.—上海:上海交通大学出版社,2025.8.—ISBN
978-7-313-32989-9

  Ⅰ.R199.2-39

  中国国家版本馆 CIP 数据核字第 2025C6R057 号

主动健康背景下老年人数字健康素养研究
ZHUDONG JIANKANG BEIJING XIA LAONIANREN SHUZI JIANKANG SUYANG YANJIU

著 者:彭 骏 万 辉 丁静林 郝辰业

出版发行:上海交通大学出版社   地 址:上海市番禺路 951 号

邮政编码:200030   电 话:021-64071208

印 制:上海新艺印刷有限公司   经 销:全国新华书店

开 本:710mm×1000mm 1/16   印 张:9.75

字 数:130 千字

版 次:2025 年 8 月第 1 版   印 次:2025 年 8 月第 1 次印刷

书 号:ISBN 978-7-313-32989-9

定 价:58.00 元

版权所有 侵权必究

告读者:如发现本书有印装质量问题请与印刷厂质量科联系

联系电话:021-33854186

作 者 简 介

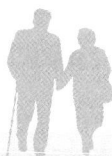

彭骏,图书情报学博士,预防医学和公共卫生博士后,美国匹兹堡大学访问学者,硕士研究生导师,广州商学院教授。曾任上海健康医学院图文信息中心主任、图书馆馆长,第二军医大学图书馆副馆长、数字化课程中心主任。发表学术论文 70 多篇,出版学术著作 10 部。主持国家社科基金、国家博士后基金一等资助、教育部产学合作项目、上海市软科学课题等 10 多项科研课题。

万辉,女,临床医学硕士,加拿大多伦多大学访问学者,海军军医大学副教授,硕士研究生导师。从事临床医疗、医学教育、医疗管理研究工作,发表学术论文 20 多篇,出版学术著作 2 部。

丁静林,女,高等教育学硕士研究生,讲师。上海健康医学院图书馆馆员,从事医学人文教育、信息素养教育研究。发表学术论文 10余篇。

郝辰业,上海健康医学院图书馆馆员,主要研究方向为文献计量学、医学信息学,发表多篇学术论文。

前　言

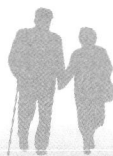

在当今时代,健康成为党和国家高度关注的核心议题。随着《"健康中国 2030"规划纲要》的印发与实施,我国在健康领域迈出了具有战略意义的步伐,致力于实现以健康为中心的战略转型,并积极应对健康老龄化所带来的诸多挑战。

在数字化浪潮汹涌澎湃的背景下,我们身处其中的社会及信息环境正经历着前所未有的深刻变革。数字化环境持续演变,互联网普及率不断提升,大数据与人工智能技术广泛应用,这些变化不仅重塑了我们的日常生活与工作模式,更对健康领域产生了深远影响。与此同时,全球老龄化趋势不可逆转,我国也已步入中度老龄化社会,且老龄化程度不断加深。老年人口规模庞大且持续增长,这给社会养老和医疗体系带来了巨大压力,也对老年人的健康需求提出了全新的挑战。

在此情境下,数字健康应运而生,并蓬勃发展。数字健康巧妙地融合先进的信息通信技术,为应对老龄化挑战和满足人们的健康需求开辟了新的路径。它涵盖了广泛的领域,从移动健康到电子健康档案,从远程医疗到可穿戴设备,各种数字技术如雨后春笋般涌现,为人类健康事业注入了新的活力。世界卫生组织以及各国纷纷出台相关战略和政策,积极推动数字健康的发展,以提升大众的健康水平,构建以健康为中心的数字健康生态系统。

而主动健康理念的提出,更是为健康管理带来了全新的视角。它强调个体的主动性和参与性,鼓励人们通过积极行动来维护和提高自身健康水平。对于老年人而言,主动健康尤为重要。他们可以通过主动管理健康,延缓衰老进程,提高生活质量,同时也能减轻家庭和社会的负担。

本书聚焦于主动健康背景下老年人数字健康素养这一重要课题。深入研究老年人数字健康素养的现状,全面剖析其影响因素,并积极探索提升老年人数字健康素养的有效对策。我们期望通过本书的研究,为社会卫生组织和公共信息服务机构更好地适应老龄化社会需求、融入开放的数字信息环境、提高健康管理水平提供有益的参考。同时,也希望本书能够丰富医学信息学的理论研究,为完善和发展主动健康的理论体系和实践应用贡献一份力量。

本书适合医学信息学、健康管理、图书情报专业人员,也可作为相关专业本科生、研究生的参考用书。在撰写过程中,我们参考了大量的国内外文献资料,进行了深入的实证研究,力求使本书的内容具有科学性、实用性和前瞻性。然而,由于我们的水平和能力有限,书中难免存在不足之处,恳请广大读者批评指正。

本书的撰写得益于上海市软科学项目(主动健康背景下的老年人数字健康素养研究)的资助,以及海军军医大学、上海健康医学院、上海市多家社区医院等机构的支持。特别感谢参与调研的社区、医疗机构及老年朋友们,他们的真实反馈为研究提供了宝贵的一手资料。感谢所有为本书付出努力的团队成员,正是集体的智慧与坚持,使这一探索得以呈现。

愿本书能为我国老龄化社会的健康转型贡献微薄之力,更期待引发更多关于"数字时代老年健康"的思考与实践。

彭　骏

2025 年 7 月于沪、粤两地

目　录

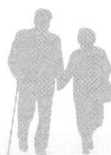

0 引　言

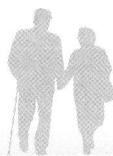

0.1　背景

健康是党和国家高度重视的一个重要问题。习近平总书记强调"没有全民健康，就没有全面小康"；中共中央、国务院于 2016 年印发并实施《"健康中国 2030"规划纲要》，提出实现"健康中国"行动，努力实现"以健康为中心"的战略转变和主动应对"健康老龄化"的战略需求。

应对老龄化挑战和数字化趋势，多元运用数字化信息与智慧化手段是全球促进和保障老年人健康的首要政策和重要战略。世界卫生组织（WHO）于 2021 年提出《数字健康全球战略（2020—2025）》（Global Strategy on Digital Health，2020—2025），制定了推动全球数字健康战略行动框架，强调要促进数字健康素养（digital health literacy，DHL），采用和管理数字健康技术。2022 年，国家卫生健康委、教育部、科技部等 15 个部门联合印发《"十四五"健康老龄化规划》，其中第一项重要任务就是"强化健康教育，提高老年人主动健康能力"。

本书稿全面梳理了 DHL 的概念、内涵、发展，以及老年人 DHL 与主动健康领域的研究现状，实证分析了上海市老年人群 DHL 的现状这一核心问题，并从政策、环境和培训三个层面对老年人 DHL 提升进行分析，以期为读者全面了解老年人群 DHL 现状提供参考。

0.2 研究现状

国外文献研究了老年人通过互联网获取健康信息的动机与内容、影响因素和利用信息解决健康问题的效用,提出了加大政府政策支持力度、开展老年人 DHL 教育、设计个性化电子健康信息获取设备、关注健康服务提供者的影响等建议。国内老年人 DHL 还处于描述性研究阶段,起步晚,文献数量少,仅有老年人网络健康信息的检索行为研究。整体上学术界已经意识到 DHL 的重要性,但是国内对老年人 DHL 的现状及提升促进研究未能深入;新冠疫情与 DHL 的关系,迅速成为国际研究的热点,但是国内尚未看到相关研究成果;将老年人 DHL 纳入主动健康视野下的研究尚未开展。

0.3 学术价值和应用价值

(1)学术价值:

将 DHL 研究纳入国家主动健康战略,分析老年人 DHL 现状,研究提出促进 DHL 的对策,对完善和发展主动健康的理论体系和实践应用有重要意义。

探索社会卫生组织和公共信息服务机构如何适应老龄化社会需要,融入数字环境,组织数字健康信息资源,开展 DHL 教育,提供个性化的数字健康信息服务,对丰富医学信息学的理论研究有重要的指导意义。

(2)应用价值:

宏观上,为政府部门提供决策依据,通过促进老年人 DHL,改善老年人的健康水平,为落实主动健康理念和“健康中国”战略提供新的思路。

中观上,为健康服务机构提供一个新的服务路径和发展契机。通过了解老年人 DHL 的现状与特征,参与构建老年人 DHL 促进的模式、资源与服务支撑环境,提升个人及社会主动健康水平。

微观层面上,帮助老年人提高 DHL,解决数字化、老龄化等社会环境所带来的公共卫生和个人健康问题,对提高个人及群体的主动健康水平必将大有裨益。

0.4 研究思路

首先,审视老年人所处的社会及健康环境,对国内外有关老年人主动健康和 DHL 相关研究进行系统和全面的梳理和剖析。

其次,以问卷调查和访谈的形式对老年人 DHL 进行调研与分析。进而对当前存在的问题与现状进行评估,分别从年龄、收入、知识水平以及家庭结构等角度,分析不同老年群体的 DHL 现状及特征。

再次,分析老年人 DHL 提升的培养路径及培育服务模型。以提升老年人 DHL 为目的,通过线上及线下组开展对照研究,比较不同培训模式的效果。

最后,提出提升老年人 DHL 的愿景和建议。从政策层面、环境层面、培训层面着手,构建老年人 DHL 促进体系。

1 社会及信息环境的发展与变化

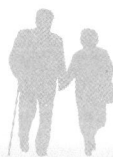

随着科技的不断进步，当今社会及信息环境正在以前所未有的速度发展和变化。这些变化不仅影响了我们的日常生活和工作方式，也重塑了全球的经济、政治和文化格局。

1.1 数字化环境的演变

世界发展已经进入一个新时代，数字化正在深刻改变我们的经济和社会。数字技术的重大进步推动社会各领域发生了巨大的变化，从交流和获取信息的方式到开展业务和环境互动的方式莫不如此。亦如尼葛洛庞帝（Negroponte）所描述的"数字化生存"（being digital），人类生存于一个虚拟的、数字化的活动空间，在这个空间里人们应用数字技术从事信息传播、交流、学习、工作等活动。数字化为创新、效率和包容性开辟了新的途径，为个人、组织和国家带来了实实在在的利益和新的可能性。

（1）互联网普及率的提升：随着网络基础设施的完善，互联网的普及率在全球范围内不断提升，越来越多的人能够接入和使用互联网，享受其带来的便利。2025 年 1 月 17 日，中国互联网络信息中心（CNNIC）发布第 55 次《中国互联网络发展状况统计报告》显示，截至 2024 年 12 月，我国网民规模达 11.08 亿人，互联网普及率达 78.6%[1]。

（2）移动互联网的崛起：移动互联网的快速发展改变了人们获取

信息的方式,智能手机、平板电脑等移动设备成为人们获取、分享和传播信息的主要工具。

(3)大数据和人工智能的应用:大数据和人工智能技术的广泛应用使得信息处理和分析能力大幅提升,为决策提供更为准确和全面的数据支持。

(4)全球化进程的加速:信息技术的进步加速了全球化的进程,国际交流与合作日益密切,世界各地的经济、文化、社会等领域的联系更加紧密。

(5)数字经济的崛起:以信息技术为基础的数字经济迅速崛起,成为推动全球经济增长的重要动力。电子商务、云计算、物联网等新兴业态层出不穷,改变了传统的经济模式。

(6)工作方式的转变:信息技术的发展使得远程办公、在线协作等新型工作方式成为可能,企业的组织结构和运营模式也在发生深刻变革。

可以说拥抱数字化不再是一种选择,而是一种必要,因为它为人类塑造了一个更具包容性、韧性和可持续性的世界。然而,数字化的进展和分配影响在各国内部和各国之间都极不均衡。数字化数据和技术的固有特征也产生了新的风险,数字化数据和技术也造成了新的个人隐私泄露和安全漏洞风险。此外,数据的爆炸性增长和大规模数字化导致了电力消耗和温室气体排放的显著增加。总之,当今社会及信息环境的发展与变化既带来了前所未有的机遇,也带来了新的挑战。

(1)信息安全问题日益突出:随着信息技术的广泛应用,信息安全问题日益严重。网络攻击、数据泄露等事件频发,对个人隐私和国家安全构成严重威胁。

(2)数字鸿沟问题亟待解决:虽然互联网的普及率不断提升,但数字鸿沟问题仍然存在,甚至越演越烈。部分地区、群体因缺乏必要的网络设施和技能而无法充分享受信息技术带来的便利。

(3)法律法规体系亟待完善:信息技术的快速发展对传统的法律

法规体系提出了挑战。如何在保护国家安全和个人隐私的同时，促进信息技术的健康发展，成为各国政府面临的重大课题。

为了应对这些挑战，全社会逐步形成以下共识：

（1）加强信息基础设施建设，提高互联网普及率，缩小数字鸿沟。

（2）加强信息安全保护，完善相关法律法规体系，保障国家安全和个人隐私。

（3）推动数字经济与实体经济的深度融合，发挥信息技术在推动经济增长和社会进步中的重要作用。

（4）鼓励创新，培养高素质的信息技术人才，为信息技术的发展提供源源不断的动力。

通过全社会的共同努力，相信我们能够充分利用信息技术带来的机遇，有效应对挑战，推动社会和信息环境的持续、健康发展。

1.2 老龄化社会的发展

随着社会的进步和医疗条件的改善，人类的寿命逐渐延长，老龄化社会已经成为全球性的发展趋势。

全球老龄化呈不可逆趋势，社会养老和医疗体系面临巨大压力。根据联合国《2022 世界人口展望》预测[2]，全球人口将于 2050 年增长至 97 亿，全球 65 岁及以上人口将超过 15 亿，占总人口的比例从 2022 年的 10％增长至 2050 年的 16％。

我国人口老龄化进入快速增长的通道。根据第七次全国人口普查主要数据[3]，2021 年我国 60 岁以上老年人口总量为 2.64 亿人，占比达 18.70％；65 岁以上人口 1.91 亿人，占比达 13.5％。而 2023 年国家统计局数据显示，60 岁及以上人口为 29 697 万人，占全国人口的比例为 21.1％，其中 65 岁及以上人口 21 676 万人，占全国人口的比例为 15.4％[4]。按照国际通行关于老龄化的划分标准[5]，中国已经进入中度老龄化社会，并将在未来几十年内呈现持续快速老龄化趋势，从而成为"高龄化"社会。

联合国关于老龄化的标准:当一个国家 60 岁以上人口占总人口比重超过 10% 或 65 岁以上人口比重超过 7%,表示进入轻度老龄化社会;60 岁以上人口占总人口比重超过 20% 或 65 岁以上人口比重超过 14%,表示进入中度老龄化社会;60 岁以上人口占总人口比重超过 30% 或 65 岁以上人口比重超过 21%,表示进入重度老龄化社会。

到 2065 年,中国将成为全球人口最多的 20 个国家中老龄化最为严重的国家。中国已经拥有世界上最多的老年人口,而且这个数字还在不断增长。到 2050 年,中国 65 岁及以上人口的数量将达到 3.95 亿,相当于美国现有人口的 1.2 倍。高龄老人(80 岁及以上老人)的数量将达到 1.35 亿,超过日本目前的人口总量[6]。

人口快速老龄化带来了严重的经济挑战。只有经济持续增长,老龄化社会才能得以维持。经济的持续增长取决于劳动年龄人口的强劲增长。当退休年龄保持不变时,劳动年龄人口的数量和比例都将下降,2010—2022 年,我国 15~64 岁的劳动年龄人口规模从 10 亿降至 9.6 亿,占比从 74.5% 降至 68.1%,预计到 2050 年降至 58% 左右。2023 年 16~59 岁人口 86481 万人,较 2022 年减少 1075 万人,占全国人口的比重为 61.3%,较 2022 年下降 0.7 个百分点。中国劳动年龄人口比例及规模分别在 2010 年和 2013 年见顶,随后进入快速下滑阶段。根据育娲人口研究(梁建章等)《中国人口预测报告 2023 版》[7],2050 年中国劳动年龄人口占比将下降到 57.5%,2100 年劳动年龄人口占比将下降到 40.5%。人口数量红利消失,劳动力成本大幅上升,社会创新创业活力下降,经济潜在增速下行。全社会人口的不断老龄化和退休人口比例的不断增长,要么导致社会养老金赤字不断增加,要么导致当前劳动年龄人口的经济负担日益沉重。医保筹资也将面临压力,因为老年人使用医保服务的频率会迅猛增长。此外,老年人,尤其是健康状况较差的老年人,比年轻人更需要长期护理(LTC),这增加了社会与个人的经济负担,以及照料负担。可以预见的是社会福利体系将受到挤压,社会养老和医疗体系将面临巨大压力。

而上海作为全国老龄化最为突出的城市之一,中度老龄化持续加剧。根据 2021 年 5 月上海市第七次全国人口普查数据[8],全市 60 岁及以上人口为 5 815 462 人,占比为 23.4%,其中 65 岁及以上人口为 4 049 012 人,占比为 16.3%。2022 年末,全市户籍人口平均期望寿命达到 83.18 岁,其中,男性 80.84 岁,女性 85.66 岁。而 80 岁及以上高龄老年户籍人口为 80.46 万人,占户籍总人口的 5.59%。

概括起来,当前随着生育率的下降和人口寿命的延长,老龄人口的比例逐年上升,社会老龄化趋势日益明显。老龄社会不仅对社会经济、文化等方面产生深远影响,同时也对老年人的健康需求提出了新的挑战。随着年龄的增长,老年人的身体功能逐渐下降,慢性疾病和失能问题日益突出,对医疗、康复、养老等服务的需求不断增加。特别是在当前健康观念不断升级的背景下,健康老龄化已成为老龄社会的发展目标。身体较为健康的老年人能够延迟退休,从依赖型人口转变为能够对社会经济作出贡献的生产性劳动人口。这样一来,老年人更晚领取基本养老金,减轻了抚养比对社会养老金体系的不利影响。此外,老年期间健康状况的改善可以减少对医疗服务的需求,使老年人更加健康,能够独立生活更长时间,对家庭和社会照顾的需求减少。此外,健康的老年人可以照顾和辅导孙辈,从而为家庭和社区作出贡献。因此,任何面临人口老龄化问题的国家的决策者都应该通过实施综合政策来推动健康老龄化。在理想情况下,健康老龄化将体现为重大疾病或残疾发生年龄的延后——老年人处于健康状态的时间将更长,而处于不健康状态的时间将更短。

1.3 数字健康的兴起

当数字化环境与老龄化社会这两种背景交叠,人类健康事业的数字化转型就成为必然。为应对老龄化挑战和数字化趋势,多元运用数字化信息与智慧化手段将是全球促进和保障老年人健康的首要政策和重要战略。相关研究表明，数字技术在助力提升基层医疗服务能力、增强医疗资源供给、优化医疗资源配置、改善患者就医体验等方面具有较大优势。物联网、人工智能、区块链等数字技术的创新应用，正快速改变传统医疗服务模式，医院边界正在被打破，互联网医疗平台与公立医院、互联网医院相结合，面向院后人群在慢病管理、康复、患者随诊等方面将可以发挥更大的优势。数字健康则充分发挥互联网平台零边际成本、网络效应、规模经济等优势，为实现医疗健康服务的可及性、公平性、高质量、高效率、低成本提供新路径。[9]

目前，关于数字健康（digital health）的内涵和边界业内尚无统一定义。欧盟认为数字健康是运用先进的信息通信技术来满足普通市民、患者、医疗人员，以及医疗政策制定者的需求。美国食品药品监督管理局（FDA）认为，广义的数字健康包括移动健康、健康信息技术、可穿戴设备、远程保健、远程医疗以及个体化医学。世界卫生组织（WHO）认为，数字健康主要是指由大数据、区块链、云计算、人工智能等新兴前沿技术带动，对医疗市场以及健康服务业供给产生重大影响的新兴业务模式、新技术应用、新产品服务、新监管方式等，是医疗健康与个人生活以及社会活动深度融合的产物。《中国数字健康发展蓝皮书（2023）》认为，数字健康是一个广泛的概念，在疾病的诊疗和管理之外，也包括针对健康人群的健康管理、风险筛查等多个方面，以数字技术赋能的应用场景覆盖全生命周期（疾病防控、诊断、治疗、管理、支付报销等），具有三大核心要素，即数据、知识和技术[10]。

2018 年 5 月，第 71 届世界卫生大会通过关于数字健康的WHA71.7 号决议，认为电子健康、医疗信息学、卫生信息学、远程医疗、远程健康和移动医疗等过去 50 年中使用的这些术语是有时代性和应有的价值，但"数字健康"一词既体现了概念包容性，同时又具有足够的灵活性。世界卫生组织提出各国应发展数字技术，以数字健康促进大众全生命周期健康，构建以健康为中心的数字健康生态系统，这将深刻改变卫生系统运行方式和医疗健康提供方式[9]。WHA71.7号决议提出数字技术有潜力推进可持续发展目标,尤其有潜力通过改善卫生服务的可及性、高质量和可负担性,为各国卫生系统促进健康和预防疾病方面提供支持;有必要确保数字卫生保健解决方案能够补充现有卫生服务提供模式,加强以人为本的综合卫生服务,并促进改善人口健康和包括性别平等在内的卫生公平,同时弥补有关数字卫生保健对这些方面产生影响的证据空白;敦促成员方评估其卫生领域数字技术应用情况,优先考虑开发、评价、实施、扩展和更大程度利用数字技术以促进人人享有公平、可负担和普遍可及的卫生保健服务,包括满足数字卫生保健领域弱势群体的特殊需要。世界卫生组织WHA71.7号决议促进了数字健康概念的形成和普及。

世界卫生组织一直积极推进数字健康领域相关工作。2012年,世界卫生组织与国际电信联盟合作编制并出版《电子卫生保健战略工具包》。为支持政府监测和协调数字投资情况,世界卫生组织开发在线全球数字健康存储库——数字卫生地图集,实施者可以在其中记录数字卫生活动。2019年3月6日,世界卫生组织成立数字健康部。2019年4月17日,世界卫生组织就应用数字技术改善大众健康和基本服务发布10项指南,其中包括使用数字工具进行出生证明登记、帮助健康工作者决策的支持工具、使用远程医疗以及利用数字健康教育服务等指南。为促进数字健康发展,实现全人类的健康愿景,世界卫生组织出台了《数字健康全球战略(2020—2025)》(Global Strategy on Digital Health, 2020—2025)[11],明确提出四个战略目标:①在全球范围内加强合作,推动数字健康技术的国际迁移;②国家数字卫生战略的全面落实;③在世界范围和国家层面上完善数字医疗治理;④推动以数字医疗为基础,以人为本的医疗体系建设。同时该战略还制定了推动全球数字健康战略行动框架,主要包括四个部分:承诺(鼓励国家、合作伙伴和其他利益相关方致力于实施全球数字健康战略)、催化(生成或维持一个能够加速促进全球数字健康战略合作的有利环境)、测量(监测和评估全球数字战略的有效性）、增强和迭代（根据经验和测量结果采取新的行动周期）。

数字健康在美国也得到广泛应用[9]。20世纪90年代，美国通过制定保险计划支付、医药分离、医生多点执业等相关政策引导医院使用互联网医疗，推动美国数字健康快速发展。目前其互联网医疗服务已基本覆盖各医疗服务环节。在互联网医疗服务方面，其主要由医疗保险公司、互联网医疗企业、医院/医疗集团的互联网医疗平台提供。大多数医疗保险公司通过指定一家互联网医疗企业平台为参保人提供互联网医疗服务，少数商业医保公司建立互联网医院平台。互联网医疗企业在互联网医疗领域拥有绝对的技术优势，主要服务对象是医疗保险公司、医院/医疗集团、雇主。美国互联网医疗服务主要是非急诊服务，包括常见病诊疗、慢性病管理、心理和精神科疾病3类。医疗保险公司、互联网医疗企业、医院/医疗集团的互联网医疗平台提供的线上服务大致相同。关于线上与线下诊疗的医保政策设计一致。除美国联邦法律规定禁止线上销售的管制药物处方外，互联网医疗平台可以在全美范围内为患者开具线上处方。医生线上开出处方后，患者可以在选定药房线下取药或选择送药上门。在监管保障和政策方面，美国相对完善的政策法规体系推动数字健康快速发展，见表1-1[9]。疫情期间相关政策得到进一步"松绑"，美国联邦政府鼓励各州取消医生只能在执照颁发州出诊的规定，允许医生跨州提供互联网医疗服务。在美国管制（特殊）药品监督管理局注册的医疗从业人员无须进行线下医学检查评估，即可使用互联网医疗平台为患者开具管制药品处方。

表1-1　美国数字健康相关领域主要政策法规

相关领域	主要政策法规
监管	2011年发布医疗APP指导性草案，2012年的《安全和创新法案》从法律层面确立美国食品药品监督管理局对医疗APP的监管职责

（续表）

相关领域	主要政策法规
电子健康档案	2004 年政府鼓励应用电子健康档案，推出医疗数字化举措；2005 年美国国家卫生信息网在试点区域开发全国卫生信息网络架构原型，实施建立电子健康档案计划。2009 年美国国家卫生信息技术协调办公室发布 MU 激励计划，推动医院和供应商对电子健康档案的规范建设与使用
隐私保护	1996 年《健康保险携带和责任法》《经济与临床健康信息技术法案》等专项法案规定 18 类隐私信息、界定医疗信息电子化等细节，制定相应处罚和整改措施
医疗保障	有 29 个州制定远程医疗法案，美国联邦和 48 个州制定互联网医疗补助计划，为远程医疗服务纳入医疗报销提供依据
网上处方药	网上处方药销售由美国联邦政府、各州政府和行业组织共同监管。美国食品药品监督管理局主要负责监管网上药店是否销售未批准新药、假劣药品和无有效处方的处方药
市场准入	2016 年美国国会通过《21 世纪医疗法案》，明确规定部分应用数字健康技术的低风险医疗设备得以放宽或免除审查
资质审核	通过强化医师注册、医患身份确认等方式开展"互联网＋医疗"服务医师的资质审核
放开首诊	2017 年 5 月得克萨斯州废除不能通过互联网医疗进行首诊的规定，全美范围放开互联网医疗首诊

　　2023 年 6 月 5 日，欧盟委员会和世界卫生组织宣布启动数字健康倡议，以加强全球卫生安全。根据《欧盟全球卫生战略》和《世界卫生组织成员国数字卫生全球战略》，该倡议是在 2022 年 12 月 2 日欧盟委员会委员基里亚基德斯和世界卫生组织总干事特德罗斯·阿德哈诺姆·盖布雷索斯博士签署协议以加强全球卫生问题上的战略合作之后提出的。该倡议表示，WHO 将采用欧盟（European Union，EU）数字新冠肺炎认证系统（欧盟 DCC），以建立一个全球系统，帮助促进全球数据流动，保护世界各地公民免受当前和未来健康威胁。为了促进其境内的自由流动，欧盟迅速建立了可互操作的"欧盟 DCC"。基于开源技术和标准，它还允许根据"欧盟 DCC"规范颁发证书的非欧盟国家连接，成为世界上使用最广泛的解决方案[12]。根据该倡议，WHO 正在建立一个全球数字健康认证网络，该网络建立在欧盟 DCC 框架、原则和开放技术的坚实基础之上。通过这一合作，WHO 将在其自身结构

下在全球范围内促进这一进程，目的是让世界受益于数字证书的融合。这包括制定标准和验证数字签名，以防止欺诈。这样，WHO 将无法访问任何潜在的个人数据，而这些数据将继续是各国政府的专属领域。WHO 系统的第一个组成部分于 2023 年 6 月开始运行，并计划在此后的几个月内逐步开发。倡议指出，这种合作基于透明度、开放性、包容性、问责制、数据保护和隐私、安全性、全球范围内的可扩展性以及公平性的共同价值观和原则。欧盟委员会和世界卫生组织将共同努力，鼓励全球其他国家和地区最大限度地参与其中。将特别注意低收入国家和中等收入国家等最需要帮助的国家公平参与的机会。

我国始终把人民健康摆在突出位置，鼓励数字技术赋能，提升医疗服务能力，提高群众获得感。自 20 世纪 90 年代以来，我国互联网蓬勃发展，数字健康作为一种新业态随之产生。《"健康中国 2030"规划纲要》《关于促进"互联网＋医疗健康"发展的意见》等纲领性文件鼓励数字技术在健康医疗领域的发展与应用。

而随着数字健康的发展，人们的健康行为也随之发展变化。

线上健康管理趋势明显：越来越多的个体开始利用数字工具进行健康管理，如使用健康应用程序记录运动数据、监测健康状况等。线上健康管理已经成为现代健康行为的重要组成部分。

预防性健康行为受到重视：随着健康观念的转变，预防性健康行为受到越来越多的关注。个体开始注重健康饮食、定期体检等预防性措施，以降低患病风险。

社交媒体影响增强：社交媒体在健康行为中发挥着越来越重要的作用。个体通过社交媒体获取健康信息、分享健康经验、参与健康讨论等，对其健康行为产生积极影响。

1.4　主动健康的提出

随着医学模式的转变和科技的进步，全球健康观念也逐渐由被动健康向主动健康转变，主动健康更关注个体的主观能动性，通过利用现代信息技术动态收集健康状态信息并进行趋势分析干预，促进个体的多元化适应，从而增强人体素质，促使慢性病逆转。2022年，国家卫生健康委、教育部、科技部等15个部门联合印发《"十四五"健康老龄化规划》[13]，其中第一项重要任务就是"强化健康教育，提高老年人主动健康能力"。

主动健康理念及其相关技术正在逐渐改变人们对健康管理的认知和实践，主动健康强调个体在健康维护、疾病预防和健康管理方面的主动性和参与性，借助先进的技术手段实现健康数据的获取、分析与应用。主动健康是指个体通过积极参与健康活动、改善生活方式、预防疾病等方式，主动维护和提高自身健康水平的过程。对于老年人而言，主动健康的重要性不言而喻。通过主动管理健康，老年人不仅可以延缓衰老、提高生活质量，还能有效减轻家庭和社会的负担、参与构建健康老龄化社会。

2015年，科技部把主动健康列为重点研发计划专项[14]，"主动健康"一词也就此确定，它成为中国为人类健康事业提出的一个原创概念。2016年8月19日到20日，全国卫生与健康大会在北京召开。习近平总书记在大会上强调，没有全民健康，就没有全面小康。落实全民健康必然需要践行全程健康管理。2016年10月颁布的《"健康中国2030"规划纲要》明确提出，要针对生命中不同阶段的主要健康问题及影响因素，强化干预，以全面维护人民健康。2019年6月，《国务院关于实施健康中国行动的意见》提出，要推动从以治病为中心向以人民健康为中心的方向转变，倡导每个人是自己的健康第一责任人的理念，标志着主动健康理念成为我国未来健康保障体系的重要内容。2020年6月，基本医疗卫生与健康促进法更是以法规的形式明确提出，公民是自己健康的第一责任人，公民应主动学习健康知识，提高健康素养，加强健康管理，主动健康概念进一步深化。

主动健康观基于对个体纵向连续动态跟踪观测和比较，强调综合利用各种医学手段对人体行为进行可控的主动干预,主动健康的基本条件是数字化,要以互联网和物联网为基础,做到:大数据和云平台对海量数据的管理和应用,智能设备提升健康监测质量和效率,人工智能推动主动健康的应用。

已有研究表明,主动健康被认为是一种未来的健康医学模式,它指的是通过对个体行为进行动态跟踪,对自身状态进行识别和评估,通过发挥自身主观能动性,综合利用各种医学手段对人体进行可控的主动干预,促使人体产生自组织适应性变化,从而达到功能提高,消除疾病,维持人体处在健康状态的实践活动。因此,主动健康可以被理解为一种基于体育健身运动而建构的积极主动的健康干预方式。

从主动健康的研究成果来看,2015 年为起始年。2016—2018 年,相关研究的论文数量逐年增长,主动健康研究进入成长期。2018—2021 年,文献呈现快速增长趋势,主动健康研究进入高速发展期,越来越受到学界关注[15]。从目前的研究现状看,主动健康领域研究呈现多学科交叉的态势,但还未形成专业的研究领域。前期研究主要关注影响因素、健康教育、体医融合、治未病和医养结合等热点,近两年新兴研究热点包括大数据以及养老机构、人工智能在主动健康领域的应用。

主动健康理念强调个体在健康管理中的主体地位,鼓励人们通过积极参与、主动预防和自我监测来维护和提高自身健康水平。这一理念的转变体现在从传统的疾病治疗向健康促进和预防的转变,强调健康行为的可持续性和个性化。

近年来,主动健康技术也得到长足发展。①健康监测设备:随着可穿戴设备、生物传感器等技术的普及,个体能够实时监测生理数据,如心率、血压、血糖等,从而及时发现健康异常并采取相应的干预措施。②大数据分析与人工智能:通过收集和分析大量的健康数据,结合人工智能算法,可以为个体提供精准的健康建议、风险评估和疾病预测,帮助个体更好地管理自身健康。③远程医疗与虚拟健康服务:借助互联网技术,个体可以随时随地获取专业的医疗咨询和服务,实现远程诊疗、健康咨询和康复指导等,提高健康管理的便捷性和效率。

而老龄社会的发展对主动健康的需求日益迫切。老年人需要关注慢性疾病的预防和管理,通过主动健康行为降低患病风险,延缓疾病进展。老年人需要获取科学的健康知识和信息,提高自我保健意识和能力,形成健康的生活方式。老年人需要便捷、高效的医疗、康复、养老等服务,以满足其多样化的健康需求。

主动健康理念和技术的发展为个体健康和社会进步带来了重要的机遇和挑战。为了推动主动健康理念的广泛传播和技术的深入应用,我们需要:①加强健康教育,普及主动健康知识,提高公众对健康管理的认识和重视程度。②促进技术创新与研发,鼓励和支持相关技术的创新和发展,提高主动健康技术的准确性和便捷性。③完善政策支持与监管,制定和完善相关政策法规,保障个体在主动健康管理中的权益和安全。④加强跨界合作与资源整合,促进医疗、科技、教育等领域的合作与交流,共同推动主动健康事业的发展。通过推动主动健康理念和技术的发展,我们有望构建一个更加健康、智能和可持续的社会。

2 概念界定及关系分析

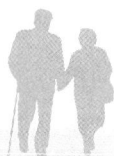

2.1 老年人的界定

老年人的界定和分类是一个涉及多个方面的话题。

首先，从年龄的角度来看，不同的国家和组织可能有不同的标准。例如，联合国将60岁及以上的人口定义为老年人，而世界卫生组织则将65岁及以上的人口定义为老年人。在中国，通常将60岁及以上的人口视为老年人。此外，根据不同的研究目的和需求，老年人的年龄还可以进一步细分为轻度老年人（60～69岁）、中度老年人（70～79岁）和重度老年人（80岁以上）等。

其次，从健康状况的角度来看，老年人可以分为健康老年人、慢性病老年人和多重疾病老年人等。健康老年人通常指生活自理能力较好，身体功能相对健康，没有严重的慢性疾病的老年人。慢性病老年人指患有慢性疾病，如高血压、糖尿病、心脏病等，需要长期药物治疗和管理的老年人。多重疾病老年人则指同时患有多种慢性疾病，身体功能受到较大限制的老年人。

此外，从智力认知的角度来看，老年人可以分为正常认知老年人和重度认知障碍老年人。正常认知老年人指智力功能保持较好，没有明显认知障碍的老年人。重度认知障碍老年人则指患有认知障碍疾病，如阿尔茨海默病，需要全面照料和看护的老年人。

最后,从社会参与度的角度来看,老年人可以分为主动社交老年人和孤立老年人。主动社交老年人喜欢积极参与社区活动,与人交往频繁,生活有丰富的社交圈。而孤立老年人则与社会交流几乎没有,缺乏社会支持和人际关系。

总之,老年人的界定和分类是一个复杂而多元的话题,需要从多个角度进行考虑和评估。不同的分类标准可以帮助我们更好地了解老年人的需求和问题,为制定更加精准和有效的政策和措施提供参考。

根据上述定义与实际研究需要,本书将老年人的概念界定为:年满60周岁的人。

2.2 数字健康素养(DHL)的概念与内涵

数字健康素养(digital health literacy,DHL),最初也称为电子健康素养(eHealth literacy)[16],与电子健康和数字健康的关系类似,DHL与电子健康素养在本质上也是相同的,在本书中视为同一概念。

2006年,加拿大学者 Norman 和 Skinner 首次提出电子健康素养概念,是指"从电子资源中寻找、理解和评估健康信息,并应用健康信息做出相关决策,解决健康问题的能力",并在此基础上提出了理论模型——百合模型(lily model),见图 2-1[17]。该模型指出电子健康素养包括传统素养(基本的听说读写、计算和理解能力)、信息素养(对所需信息进行查找、评价及有效利用的能力)、媒介素养(面对各种信息媒介进行选择与理解、质疑与评估、创造与制作的反应能力)、计算机素养(使用计算机硬件和软件解决问题的能力)、健康素养(处理和理解健康信息的能力)、科学素养(掌握基本知识和科学方法,对健康的科学认知能力)六种核心技能。这六种技能大致可分为两类——分析性素养和情境特定素养。分析性素养涉及适用于广泛信息源(例如纸质报刊等传统信息来源、电视互联网等多媒体信息来源)的技能,无论主题或背景如何,个体均需具备传统素养、信息素养和媒介素养。情境特定素养依赖于针对特定情境的技能,例如计算机素养取决于所使用的计算机类型、操作系统以及预期应用;科学素养用于对具体问题的科学认知与评判,而健康素养与健康问题相关[18]。

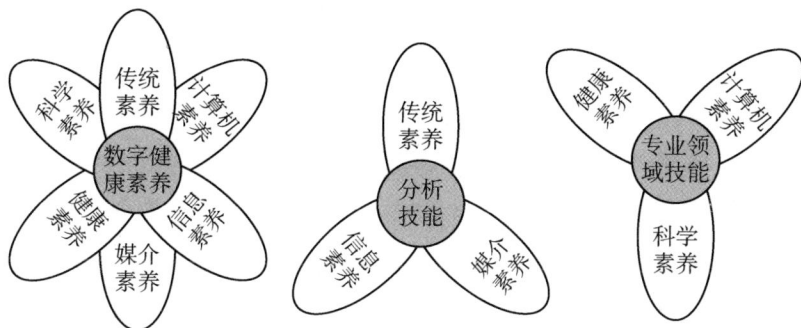

图 2-1　百合模型

然而,随着信息技术和网络健康服务的不断发展,学术界对该领域的研究进一步深入,众多研究者也在此基础上对概念进行了完善,或者从不同角度提出了若干新概念。Griebel 等强调要从系统的角度看待 DHL,并借鉴信息素养框架对定义进行了补充,认为 DHL 是指个体在动态的、特定环境的个人和社会因素以及技术限制条件下,所具备的搜索、获取、理解、评估、交流、应用和创造健康信息能力,以实现在整个生命周期中维持或改善生活质量的目标。Bittlingmayer 等提出 DHL 不仅是个体为解决健康问题搜索、查找、评估和应用健康信息的能力。在数字化的背景下,更强调用户不只是被动的接受者,需要具备通过与现有内容互动或共享与健康相关的信息来主动参与交流的能力。随着研究的深入,DHL 的概念也不断完善[17]。

2012 年,Neter 等基于数字鸿沟角度进一步提出了 DHL 的概念,即个体使用新兴信息和通信技术来改善或实现健康和医疗保健的能力。2014 年欧盟的《数字健康素养报告》进一步完善了 DHL 的定义:从电子资源中查找、理解和评估与健康相关的信息,并将获得的知识用于做出适当的健康决策以解决健康问题的能力[19]。

2015年,Bautista对已有的电子健康素养、健康素养和数字素养定义进行综述,提出了一个范围更加广泛的DHL定义,即在个体和社会因素相互作用下,个体使用数字技术搜索、获取、理解、评价、交流和应用健康信息,以实现在整个生命周期中维持和改善生命质量的能力。2018年,Paige等基于通信交互模型的概念模型,将DHL定义为在动态情境因素存在的情况下,个体从在线环境中定位、理解、交流和评估健康信息,并将获得的信息应用于维持或改善健康的能力。需要注意的是,上述概念侧重于反映个体与计算机技术交互和外界环境变化,而Norman提出的概念侧重于反映个体的技能。最近一项对电子健康素养领域发展历史的文献计量学研究表明,尽管外界环境变化可能会给电子健康素养带来新的挑战,但构成DHL的核心技能(即百合模型的6个素养)未发生变化[20]。

DHL与数字健康是紧密相关的概念。2018年,第71届世界卫生大会通过的WHA71.7号决议促进了数字健康概念的形成和普及,提出数字健康一词涵盖了电子健康、医疗信息学、卫生信息学、远程医疗、远程健康和移动医疗等术语[9]。与此同时,在健康中国和数字中国建设的大背景下,中国卫生健康行业从高增长进入高质量发展阶段,数字健康将成为促进中国卫生健康事业发展的重要支撑。数字健康的研究使得DHL逐渐取代电子健康素养,成为健康素养的主流概念。根据DHL水平可将用户分为具备DHL和不具备DHL。不具备DHL不但会降低用户参与和持续参与数字健康服务的意愿,而且会增加用户在数字健康服务互动方面的困难,还容易造成延迟诊断、治疗方案遵从性较差的情况,进而会增加用户的发病率、死亡率和住院率。高DHL用户更可能表现出体育锻炼和均衡化饮食的主动健康行为。此外,近年来,"互联网+医疗"、智慧医疗、精准医疗等在全球盛行,越来越多的用户开始通过数字健康服务模式来进行自我保健与管理,而与此相关的用户DHL也将有望成为人们重点关注的研究主题[21]。

2.3 老年人的 DHL 与主动健康的关系

随着数字技术的迅速发展和主动健康理念的深入,老年人的 DHL 与其主动健康行为之间的关系受到了广泛关注。DHL 不仅影响着老年人对健康信息的获取、理解和应用,还对其主动参与健康管理和疾病预防的能力产生深远影响。因此,探究老年人的 DHL 与主动健康之间的关系具有重要意义。

2.3.1 DHL 对主动健康的影响

从两者的概念上分析:DHL 是指老年人利用数字技术和工具获取、理解、评估和应用健康信息,以及进行健康管理的能力。这包括使用电子健康记录、在线健康咨询、远程医疗服务等数字健康工具和服务。主动健康则是指老年人积极参与健康管理,通过自我监测、预防保健和及时干预等措施,提高健康水平,减少疾病风险。主动健康强调老年人的主动性和自主性,要求他们具备自我管理和自我决策的能力。数字健康与主动健康之间存在相关关系,提升老年人的 DHL 有助于促进其主动健康行为。

国内外研究普遍认为[20,22-26],DHL 对促进个体健康行为和提高身体健康状况具有积极的意义。对慢性阻塞性肺疾病患者的调查发现,其 DHL 与肺特异性健康相关生命质量呈正相关。国内针对慢性病患者等群体的研究同样发现,DHL 与健康行为生活方式密切相关。此外,DHL 与健康促进生活方式亦呈正相关。除生活方式外,先前研究还发现,老年人 DHL 与生命质量呈显著正相关,且健康促进生活方式在二者的关联中起部分中介作用。最近的一项系统综述表明,老年人 DHL 与身体状况(如生命质量)、心理社会结果(如焦虑和自我效能感)、健康行为(如自我保健和药物依从性)和健康认知(如健康知识和健康决策)呈正相关,即高 DHL 与更好的健康结果有关。

老年人是获得数字健康服务和技术机会最脆弱的群体,与年轻人不同,许多老年人缺乏使用数字健康技术的经验。目前,数字健康融入困难是我国老年人普遍面临的现实问题,造成了老年人生理或心理的困境,阻碍了我国积极老龄化政策的推进。2020年国务院办公厅印发《关于切实解决老年人运用智能技术困难实施方案的通知》,明确要求完善老年人日常健康管理服务、开展老年人智能技术教育等工作。在此背景下,提升DHL对解决老年人数字健康融入难题,提升主动健康能力的重要作用日益凸显。因此,在当前老龄化和信息化叠加的时代,亟需明确老年人DHL的影响因素,并制定相关干预方案,切实解决老年群体在运用数字健康知识和服务技术方面遇到的突出困难。

近年来,随着人口老龄化的加剧,患有多种慢性病和身体残疾的独居老年人已成为一个越来越大的群体[27-31]。与此同时,科学技术的进步使个人医疗体验、健康自我管理和社会健康服务发生了巨大变化。目前,远程医疗和远程家庭护理正在成为医疗保健行业中一个快速增长的部门,可以为老年人提供援助和护理。作为一个难以治疗的疾病和病症患病率较高的群体,老年人更需要远程医疗。例如,远程过渡护理的干预措施可以降低再入院率和死亡率,并提高高危老年人与健康相关的生活质量。此外,互联网已成为健康信息的主要来源之一。老年人搜索的网络健康信息类型主要包括疾病、治疗、营养和锻炼。然而,由于缺乏搜索基于网络的健康信息的能力和DHL较低,一些老年人发现很难使用数字医疗服务。因此,老年人应该意识到在互联网上寻求健康信息和改进DHL的重要性。DHL较高的老年人能够准确搜索和区分健康信息,判断健康信息的真实性,并提高对互联网上错误信息的抵御能力。此外,DHL的改进可以促进医疗程序、个人健康管理技能和个人生活满意度。

从既往的研究结果上分析:DHL水平越高的人,越倾向于使用互联网来获取信息,对于信息的评估、判断能力也越强。随着传播技术的更新迭代,以及线下医疗资源的极其匮乏和与日俱增的健康需求之间矛盾频发,线下寻求健康信息的方式其弊端早已显现,传统的信息寻求方式已不能满足人们对健康信息多样化、时效性的追求,越来越多的人倾向于通过互联网来快速获取与健康相关的知识[32]。DHL 与自我管理能力呈显著正相关,如可以通过提高痛风患者的 DHL,来提升痛风患者的自我管理能力[33]。老年慢性病患者安全用药行为与DHL 得分呈正相关[34]。中青年高血压患者 DHL 与服药依从性具有正相关性[35]。DHL 水平越高,其足部自我护理行为能力越强[36]。研究人员发现[37],对互联网健康信息的使用会影响个人的运动习惯、食物消费习惯、活动习惯等。DHL 在个人因素与健康行为之间起到了中介作用,即 DHL 会促进健康行为的形成,如吃低脂食物、更多食用水果蔬菜、从小养成良好的作息规律等。DHL 会影响个人主动搜索和被动接受的健康信息以及随之采取的健康行为,最终影响个人的健康结果。DHL 高的人不仅能够更有效地利用互联网寻找到所需健康相关问题的答案,而且能够准确理解所需信息,评估信息的真实性,并能够辨别不同健康网站的质量,做出更明智的健康决策。糖尿病高危人群的 DHL 与其健康促进生活方式呈正相关,DHL 更高的糖尿病高危个体通常采取更健康的生活方式。具有较高 DHL 的个体运动更积极、对自身健康更负责、对待生活的态度也更积极。在卫生资源媒介以电子形式为主的背景下,健康素养与 ICTs 发生有益交互而得到 DHL,支持 ICTs 在健康方面的应用,允许个体自主搜寻健康信息并应用于健康促进,实现自发的健康行为改变。DHL 与饮食、运动等糖尿病相关健康促进行为关联的研究同样证实了两者的正相关性。此外,Kim 等还纳入了健康行为获益感、行为改变的自我效能感等因素,并发现上述心理认知因素在促进糖尿病相关健康行为改变方面与 DHL 具有类似甚至更重要的作用。该现象可用 Pender 的健康促进模型(health promotion model,HPM)解释,即环境因素、社会人口因素以及自我效能等认知因素作为健康促进生活方式的重要预测因子存在交叉作用,且会影响健康促进生活方式的最终结果[27]。李傲霜验证了健康目标和 DHL 分别正向显著影响运动健身 APP 的常规使用和革新使用。DHL 体现了用户对移动健身信息获得和健康决策的综合能力,DHL 对运动健身 APP 的常规使用和革新使用具有显著影响,使用户能够获得更多的健康收益和健康效果[38]。一项荟萃分析对已有的 22 项相关研究进行了分析,这些研究提出了 DHL 与健康相关行为之间的相关系数,表明 DHL 和健康相关行为间存在中度相关性[39]。

具体来说,DHL 与主动健康的关系包括:

(1)信息获取与知识更新:DHL 高的老年人能够更有效地利用数字技术获取健康信息,及时更新自己的健康知识。他们可以通过互联网、移动互联网等途径获取权威的健康资讯,从而指导自己的健康行为。

(2)健康决策与自我管理:具备较高 DHL 的老年人能够更好地理解和评估健康信息,做出更明智的健康决策。他们能够根据自己的健康状况和需求,制订个性化的健康管理计划,实现自我监测和自我管理。

(3)疾病预防与风险控制:DHL 的提升有助于老年人预防疾病和控制风险。通过数字工具进行健康监测和数据分析,老年人可以及时发现健康异常,采取相应措施进行干预,从而降低疾病发生的风险。

(4)社交互动与支持:DHL 高的老年人能够更好地利用社交媒体等平台进行健康交流和互动,分享经验、寻求帮助。这种社交互动有助于增强老年人的社会支持网络,提高他们的健康管理能力。

综上所述,老年人的 DHL 与主动健康之间存在密切的关系。提升老年人的 DHL 有助于他们更好地参与主动健康管理,提高健康水平和生活质量。因此,应该加强老年人的数字健康教育和培训,提高他们的数字技能和信息素养,促进主动健康行为的发展。同时,还应关注老年人的特殊需求,提供个性化的数字健康服务和支持,帮助他们更好地应对健康挑战。

2.3.2 老年人 DHL 的影响因素

在数字健康背景下,老年人要实现主动健康,必须具备一定 DHL,但是社会环境因素和社会人口因素都会对老年人 DHL 造成影响。

2.3.2.1 社会环境因素

(1)技术门槛高:老年人可能面临技术使用上的挑战,如不熟悉智能设备操作、难以理解和使用复杂的健康应用程序等。智能设备的操作界面和功能设计是否适合老年人使用,将直接影响他们的 DHL 水平。

(2)网络普及率低:60 岁及以上老年群体是非网民的主要群体,截至 2023 年 6 月,我国 60 岁及以上非网民群体占非网民总体的比例为 41.9%,约 13 952.7 万人,占 60 岁以上老人 29 697 万的百分比为 46.98%[1]。

(3)健康信息质量:网络上存在大量质量参差不齐的健康信息,老年人可能难以辨识其真实性和可信度。

(4)社会支持力度:家庭、社区和医疗机构的支持对老年人提高 DHL 至关重要。图书馆或社区支持在改善老年人的健康行为和结果方面也发挥着积极作用。

(5)文化因素:不同文化背景下的老年人可能对数字健康工具的使用和接受度存在差异。

2.3.2.2 社会人口因素

既往的研究表明[20,29,30,40-48],性别、年龄、居住地、教育水平、婚姻状况、社会经济地位、养老金方法、医疗保险类型和慢性病患病情况等是影响老年人 DHL 的主要因素。

那些年龄较小、受教育程度较高、社会经济地位较高的人往往拥有较高的 DHL。年龄增长可能导致认知能力和学习能力的下降,而教育背景则可能影响个体对新技术的接受度和使用能力。

老年人是否拥有数字设备、使用数字设备的频率和互联网活动的范围等因素也会影响他们的 DHL。拥有数字设备且使用率高的老年人更有可能拥有高 DHL。

老年人的社交圈子和心理状态可能影响他们对数字健康工具的使用和接受度。如果家里有人精通数字技术，能够有效地共享健康信息，他们就能够一起管理自己的健康。

心理因素对健康知识态度更积极、对数字技术更感兴趣、对通过数字设备管理健康更有信心的老年人的 DHL 自评得分更高。

因此，老年人 DHL 受多种因素影响。为了提高老年人的 DHL，需要综合考虑个人、社会和技术等多方面的因素，并采取相应的措施和支持。

2.4　DHL 与相关概念的关系

DHL 作为个体在数字时代获取、理解、评估和应用健康信息以及利用数字技术和工具进行健康管理的能力，与信息素养、健康素养和数字素养之间存在紧密的联系。这些素养相互交织，共同构成了一个人在数字化时代健康生活的基础。

2.4.1　DHL 与信息素养的关系

"信息素养(information literacy)"一词早在 1974 年就已被提出，当时美国信息产业协会主席 Paul Zurkowski 指出："信息素养就是利用大量的信息工具及主要信息资源使问题得到解答的技术和技能[49]。"其后，随着对信息素养研究的不断深入，1989 年，美国图书馆学会(American Library Association，ALA)将信息素养定义为：能够判断什么时候需要信息，并且懂得如何去获取信息，如何去评价和有效利用所需的信息[50]。

从 Norman 和 Skinner 关于 DHL 的经典定义来看，"从电子资源中寻找、理解和评估健康信息，并应用健康信息做出相关决策，解决健康问题的能力",并且在其提出的百合模型(lily model)[17]中,指出 DHL 的 6 种技能中包括信息素养。

因此,从两者的内涵来看,DHL 是信息素养在健康领域的具体应用,而信息素养的基本技能如信息获取、评估和交流在 DHL 中同样扮演重要角色。DHL 要求个体不仅能够获取健康信息,还要能够评估其真实性和可信度,进而有效地应用这些信息来维护自身健康。因此,信息素养是 DHL 的基础和重要组成部分。DHL 可以看作是信息素养的扩展,两者既相辅相成又各自独立,具有互为基础和紧密关联的联系。

2.4.2 DHL 与健康素养的关系

健康素养(health literacy)一词,最早出现于 1974 年一篇标题为健康教育和社会政策(health education as social policy)的论文中[51]。该文章讨论了健康教育作为政策问题对卫生保健系统、教育系统、大众传播方面的影响,并提出应为各年级学生制定健康素养的最低标准。1999 年,美国医学会把健康素养定义为"在医疗环境下执行基本的阅读和计数等相互影响的一系列能力"。这个定义中健康素养主要是指有能力阅读与理解处方用药的说明以及可以对病人有所帮助的相关健康资料,着重于将医学用药知识水平的高低作为健康素养的高低。美国国家医学图书馆提出的概念更为广泛,指"个体获得、理解和处理基本的健康信息或服务并做出正确的健康相关的决策的能力"。该定义在 2000 年美国卫生福利部门的健康目标《健康国民 2010》中被采用,在这个定义下的健康素养需要个体具有更复杂的思考或理解力来做出有关健康的决定[52]。WHO 认为"健康素养代表着认知和社会技能,这些技能决定了个体具有动机和能力去获得、理解和利用信息,且通过这些途径能够促进和维持健康"。WHO 提出了这样的观点之后,随即增加"健康素养仍应包含提高与改善个人与社区的健康",即以建立健康城市与小区为健康素养的终极目标[53]。

目前,美国国家医学图书馆和 WHO 的定义更为广大研究人员和政府机构所接受,我国卫生部也采用了此定义[52]。

DHL 作为健康素养在数字时代的延伸和发展,与健康素养在核心理念上是相通的。两者都强调个体对健康信息的获取、理解和应用能力,以及通过这些信息来维护自身健康的能力。DHL 的提升有助于个体更好地利用数字技术获取、理解和应用健康信息,从而提高健康素养水平。

已有研究发现,健康素养与 DHL 之间存在中等的相关性,且 DHL 受较高水平的健康素养的影响。需要指出的是,虽然 DHL 的概念与健康素养相似,但这并不意味着 DHL 是健康素养的一部分,两者既相互独立又密切联系。一方面,个体在网络上搜寻健康信息时,需要依靠已有的健康素养或他人的帮助来评判健康信息,并进行应用以解决自身健康问题。另一方面,健康素养不足的个体如果有能力使用电子媒体搜索和了解网络健康信息,仍然可以使自己的健康受益。此外,与从报刊、书籍等传统媒介及医护人员处获取健康信息相比,互联网健康信息繁多且质量参差不齐,这使得个体使用网络获取和利用健康信息需要掌握更多的技能,如计算机技能等,这部分技能超出了健康素养的范围。Norman 的百合模型(lily model)[17]也指出 DHL 的 6 种技能中包括健康素养。

2.4.3　DHL 与数字素养的关系

数字素养(digital literacy)作为信息素养概念的延伸,最早在 1994 年由以色列学者 Yoram Eshet-Alkalai 提出[54],他认为数字素养框架包括五大要素,分别为"图片-图像素养""再生产素养""分支素养""信息素养"和"社会-情感素养",其含义分别为"识别理解图形图像信息的能力""重新整合信息的能力""非线性的信息搜索,在零散的信息中建构知识的能力""检索、筛选、辨别、使用信息的能力""共享知识,进行数字化情感交流的能力"。

数字素养相关研究随着计算机、互联网等技术的发展逐渐被关注。欧盟在推动数字素养在欧洲的研究与实践发展中做出重要贡献。欧盟关于数字素养的研究源于 2006 年发布的《终身学习的关键素养：欧洲参考框架》（Key Competences For Lifelong Learning：European Reference Framework），将数字素养作为公民的八大关键素养之一，并对数字素养作了界定，欧盟将其广义地定义为"在工作、就业、学习、休闲以及社会参与中，自信、批判和创新性地使用信息技术的能力"[54]。其后，欧盟发布的 DigComp（2013）对数字素养进行了详细阐释，提出了包含信息（information）、传播（communication）、内容创造（content creation）、安全（safety）、问题解决（problem solving）等五部分的数字素养框架。DigComp 2.0（2016）及 DigComp 2.1（2017）对数字素养框架及其指标进行了细化与修订，修订后的框架包含了信息与数据素养（information and data literacy）、交流与协作（communication and collaboration）、数字内容创造（digital content creation）、安全（safety）、问题解决（problem solving）等五部分，内容更具时代特点。DigComp 的发布使欧洲对数字素养形成了共识，并对相关的研究与实践提供了框架性指导[55]。

根据联合国教科文组织的定义：数字素养就是为了就业、体面工作和创业，通过数字技术安全适当地获得、管理、理解、整合、沟通、评价和创造信息的能力，它包括以各种方式提到的素养如计算机素养（computer literacy），信息通信素养（ICT literacy），信息素养（information literacy）和媒体素养（media literacy）[56]。

2021 年 11 月，国家网信办发布了《提升全民数字素养与技能行动纲要》指出，数字素养与技能是数字社会公民学习工作生活应具备的数字获取、制作、使用、评价、交互、分享、创新、安全保障、伦理道德等一系列素质与能力的集合。提升全民数字素养与技能，是顺应数字时代要求，是实现从网络大国迈向网络强国的必由之路，也是弥合数字鸿沟、促进共同富裕的关键举措[57]。

DHL 作为数字素养在健康领域的应用，要求个体不仅具备基本的数字技能,还要具备在健康领域中运用这些技能的能力。DHL 的提升有助于个体更好地适应数字时代的健康生活方式,提高数字化生活质量。

2.4.4 DHL 与数字健康的关系

2018 年 5 月,第 71 届世界卫生大会通过关于数字健康(digital health)的 WHA71.7 号决议,认为电子健康、医疗信息学、卫生信息学、远程医疗、远程健康和移动医疗等过去 50 年中使用的这些术语具有时代性和应有的价值,但"数字健康"一词既体现了概念包容性同时又具有足够的灵活性[9]。世界卫生组织 WHA71.7 号决议促进了数字健康概念的形成和普及。

目前,关于数字健康的内涵和边界业内尚无统一定义。欧盟认为数字健康是运用先进的信息通信技术来满足普通市民、患者、医疗人员,以及医疗政策制定者的需求。美国食品药品监督管理局(FDA)认为数字健康包括移动健康、健康信息技术、可穿戴设备、远程保健、远程医疗以及个体化医学。WHO 认为,数字健康主要是指由大数据、区块链、云计算、人工智能等新兴前沿技术带动,对医疗市场以及健康服务业供给产生重大影响的新兴业务模式、新技术应用、新产品服务、新监管方式等,是医疗健康与个人生活以及社会活动深度融合的产物。《中国数字健康发展蓝皮书(2023)》认为,数字健康是一个广泛的概念,在疾病的诊疗和管理之外,也包括针对健康人群的健康管理、风险筛查等多个方面,以数字技术赋能的应用场景覆盖全生命周期(疾病防控、诊断、治疗、管理、支付报销等),具有三大核心要素,即数据、知识和技术[10]。

可以说数字健康是开发并利用数字技术改善健康相关领域的知识和实践的总和,而 DHL 是个体在数字健康这一领域的知识和技能。个体 DHL 的提升也会促进社会整体数字健康水平的提升。

2.4.5 DHL与健康信息素养的关系

健康信息素养（health information literacy，HIL）是健康素养和信息素养两个概念的渗透与融合，其内涵是指认识到健康信息需求，熟悉可能的信息源并应用它们来检索相关信息，评价信息的质量以及在某一具体情况下的适用性，分析、理解并利用信息做出合理的健康决策的一系列能力[58]。

2003年，美国医学图书馆协会给出了健康信息素养的定义：健康信息素养是一系列能力的综合，包括健康信息需求意识，识别健康信息来源并使用它们获取相关信息，评价信息的质量，在具体情况下对信息进行利用、分析、理解并做出决策的能力[59]。健康信息素养包括健康信息需求意识、健康信息获取能力、健康信息评价能力和健康信息利用能力四个方面。

国家卫生和计划生育委员会在2015年的《中国公民健康素养——基本知识与技能（2015年版）》中首次将健康信息素养定义为个体获取、理解、甄别、应用健康信息的能力[60]，明确了健康信息素养作为健康素养的一个重要组成部分。这项定义不仅着重强调了获取、理解和应用健康信息，而且第一次把鉴别真假的健康信息视为一项重要的衡量指标。表明了人们在获取和理解健康信息后，必须仔细辨别其真实性，强调将健康信息应用于实际工作的重要性。在健康信息素养方面，影响城市老年居民的健康信息搜寻行为的因素主要还是健康信息甄别和健康信息应用。

DHL与健康信息素养是很相近的一个概念，DHL的概念侧重于在线获得的健康信息，包括网络和社交媒体等。而健康信息素养研究强调人们从各种来源寻求和使用不同类型的健康信息，在健康信息获取途径上存在差异：健康信息素养较DHL强调的健康信息获取途径更为宽泛，除了包含网络和社交媒体等电子途径外，还包括诸如广播、电视、报纸、书籍等传统媒介和其他不同类型的获取途径。因此，DHL

可以看作一种特定环境下的健康信息素养，其更为强调评估在线获取健康信息质量的能力，涵盖范围相对较小，部分情境下可与健康信息素养交替使用[61]。

综上所述，DHL与信息素养、健康素养、数字素养及健康信息素养之间存在紧密的联系。这些素养相互交织，共同构成了一个人在数字化时代健康生活的基础。提升DHL有助于个体更好地利用数字技术获取、理解和应用健康信息，提高健康素养和数字化生活质量。因此，在数字时代，加强DHL的培养和提升显得尤为重要。通过对以上概念的对比可以看出，DHL是健康素养在数字健康领域的延伸，同时健康素养和数字素养又是DHL的核心要素，是DHL培育的基础。健康信息素养和DHL均为对个体使用健康信息改变健康行为的系列能力的评价，主要区别在于DHL是互联网背景下的健康信息使用，更强调获取信息的渠道是通过数字媒介（如智能手机、电脑等）而非传统媒介（如电视、书籍、报纸等），信息传递的过程是双向交流互动而非单向被动接收，信息运用的方式除了传统健康行为改变外，还包括了运用数字技术进行健康管理等更为个性化、智能化的技能。

3 老年人 DHL 现状的实证研究

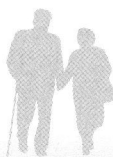

随着信息技术的普及和老龄化社会的到来,老年人的 DHL 问题逐渐受到关注。了解老年人 DHL 的现状及其影响因素,对于提升他们的 DHL 和促进主动健康具有重要意义。

3.1 老年人 DHL 测量与评估研究

3.1.1 DHL 的测量与评估

为有效评估个体的 DHL 水平,国内外学者进行了积极的探索和研究。目前使用的测量和评估方法主要包括问卷评估、访谈评估和操作试验评估,现概括归纳如下。

(1)问卷评估法:社会科学家将互联网发展的第一个十年,即 1994—2004 年定义为信息单向发布的 Web 1.0 时代。第二个十年,即 2004—2014 年定义为互动参与的 Web 2.0 时代。第三个十年,即 2014 年至今定义为全方位互动、万物互联的 Web 3.0 时代。DHL 测评工具与网络科技同步,经历了 Web 1.0 到 Web 2.0,再到 Web 3.0 的迭代共生发展,并呈现出不同的代际特征。根据刘思奇的研究整理,将现有的 DHL 评价工具概括见表 3-1[17]。

表 3 - 1 DHL 常见测评量表

序号	量表名称	开发者	时间	研究地	研发人群	工具类型	主要方法/维度	条目数
1	eHealth Literacy Scale (eHEALS)	Norman 等	2006	加拿大	青少年	自评	以百合模型为理论框架,形成单维度量度	8
2	Research Readiness Self-Assessment (RRSA) (health information version)	Ivanitskaya 等	2006	美国	大学生	自评	以 RRSA 为基础,设计了 RRSA 健康信息版本,包括 3 个方面:查找健康信息、评估健康信息和理解剽窃	56
3	Research Readiness Self-Assessment-Health (RRSA-h)	Hanik 等	2011	美国	健康教育本科生	自评	以 RRSA 为基础设计,包括 4 个分量表:感知数字健康信息获取能力、感知数字健康信息评估能力、实际数字健康信息获取能力、实际数字健康信息评估能力	未报道
4	Patient eHealth Readiness Questionnaire (PERQ)	Jones	2013	英国	居民(≥16 岁)	自评	包括 4 个方面:①提供互联网和互联网使用健康;②个人使用数字健康的能力;③支持使用数字健康;④使用数字健康的经济障碍	36
5	汉化版电子健康素养量表(C-eHEALS)	郭帅军等	2013	中国大陆	高中生	自评	eHEALS 汉化版,包括 3 个维度:网络健康信息与服务的应用能力、评判能力和决策能力	8

（续表）

序号	量表名称	开发者	时间	研究地	研发人群	工具类型	主要方法/维度	条目数
6	高校学生电子媒介健康素养量表	唐增等	2014	中国大陆	大学生	自评	以 eHEALS 的条目为基础,增加信息素养和社交网络的相关条目,最终包括 3 个维度:健康信息获取能力,健康信息评价能力,健康信息实践能力	20
7	eHealth Literacy Scale (eHLS)	Hsu 等	2014	中国台湾	大学生	自评	包括 3 个维度:功能性 DHL,互动性 DHL,批判性 DHL	12
8	electronic Health Literacy Scale (e-HLS)	Seçkin 等	2016	美国	居民(≥18岁)	自评	包括 3 个维度:认知素养,互动素养和行为素养	19
9	Digital Health Literacy Instrument (DHLI)	van der Vaart 等	2017	荷兰	居民(≥18岁)	自评+操作	在前期质性研究的基础上确定 7 种技能:信息搜索,评估可靠性,确定相关性,导航技能,操作技能,添加自生成内容和保护隐私。形成了 1 个自评量表(21 条目)和 1 套情景模拟操作测试题(7 个测试题)	21+7
10	移动版电子健康素养量表(m-eHEALS)	吴颖敏等	2017	中国大陆	网络消费者	自评	以 eHEALS 的条目为基础,增加认知和沟通方面的相关条目,最终包括 3 个维度:自我知觉,互动评判,信息获取	12

（续表）

序号	量表名称	开发者	时间	研究地	研发人群	工具类型	主要方法/维度	条目数
11	extended eHEALS（eHEALS-E）	Petri 等	2017	斯洛文尼亚	在线社区用户	自评	在 eHEALS 的基础上修改和拓展，包括6个维度：对信息的认知、识别信息来源的质量和意义、理解信息、感知信息来源和意义、验证信息有效性、在网络上保持聪明	20
12	eHealth Literacy Questionnaire（eHLQ）	Kayser 等	2018	丹麦	居民（≥18岁）	自评	在前期构建的 DHL 框架（eHealth Literacy Framework，eHLF）的基础上形成7个维度：对健康概念和语言的理解、获得数字服务的能力、使用技术个人需求的数字服务、适合处理健康信息、有动力参与数字服务、积极参与数字服务的能力、自我安全感和可控性	35
13	eHealth Literacy Assessment Toolkit（eHLA）	Karnoe 等	2018	丹麦	居民（≥18岁）	自评	以前期构建的 DHL 框架（eHealth Literacy Framework，eHLF）为基础的问卷，包括7个短的量表（4个与健康相关，3个与数字相关）：①健康和疾病知识；②熟悉健康和健康保	21

（续表）

健;③健康素养自我评估:④功能性健康素养;⑤参与技术的动机;⑥技术信心;⑦技术熟悉程度

序号	量表名称	开发者	时间	研究地	研发人群	工具类型	主要方法/维度	条目数
14	数字健康素养量表	张筱晗等	2019	中国大陆	医学院大学生	自评	在台湾学者 Hsu 编制的 eHLS 基础上进行条目修改和文化调试,保留原有条目维度划分,包括功能性 DHL、互动性 DHL、批判性 DHL 3 个维度	12
15	Transactional eHealth Literacy Instrument (TeHLI)	Paige 等	2019	美国	慢性阻塞性肺疾病患者	自评	以电子健康素养交互模型 (Transactional Model of eHealth Literacy, TMeHL) 为理论基础构建,包括 4 个维度:功能性 DHL、互动性 DHL、批判性 DHL 和应用性 DHL	18
16	Digital Health Literacy Assessment (DHLA)	Liu 等	2020	中国台湾	居民 (≥ 20 岁)	自评	在 eHEALS 的基础上改编,包括 3 个维度:DHL、相信医学、相信民间偏方	10
17	eHealth Literacy Scale-Web 3.0 (eHLS-Web 3.0)	Liu 等	2021	中国大陆	大学生	自评	综合考量 Web 1.0 技能 (获取信息)、Web 2.0 技能 (基于 Web 的交互)、Web 3.0 技能 (自我管	24

（续表）

序号	量表名称	开发者	时间	研究地	研发人群	工具类型	主要方法/维度	条目数
18	Digital Health Technology Literacy Assessment Questionnaire (DHTL-AQ)	Yoon 等	2022	韩国	居民（≥18岁）	自评	对相关理论和研究进行系统文献回顾，构建了包括2个领域（功能性数字素养和批判性数字素养）和4个类别（信息通信技术术语、信息通信技术图标、应用程序的使用、评估健康信息的相关性和可靠性）共34个条目的完整版问卷。在此基础上进一步形成包含2个类别（信息通信技术术语和应用程序的使用）、20个条目的简略版问卷。	34

理和应用健康信息）开发量表，最终包括3个维度：获取、验证和应用

2006 年，DHL 概念的提出者 Roman 和 Skier 以百合模型为理论基础，开发了第一个 DHL 评估工具——电子健康素养表 eHEALS[18]。该量表由 8 个条目构成，使用 Likert 5 级评分法，得分越高说明 DHL 水平越高。eHEALS 现在已经被翻译为中文、荷兰语、韩语、日语、德语等多国语言，适用人群也由青少年推广到各个年龄阶段的人群，由健康人群推广到患者，还包括照护者以及学校、社区和诊所的卫生专业人员等，是目前应用最广泛的 DHL 评价工具。

有研究比较了 13 个中文版 DHL 量表。结论是 m–eHEALS 为测量特征最优的量表，eHEALs 汉化版是使用最广的 DHL 量表[62]。

分析了 1 561 项研究，其中 27 项研究（17 项横断面研究、2 项前后研究、2 个随机对照试验、1 项纵向试验和 1 项混合方法）被纳入最终分析。研究分别在美国（18/27）、德国（3/27）、中国（1/27）、意大利（1/27）。总体而言，eHEALS 是衡量老年人数字素养最常用的工具（16/27，59%）[63]。

然而，后续研究者在使用该量表的过程中也不断提出了新的问题，例如量表的初始维度设计为单维度，在不同人群和背景下使用时出现单维度、双维度、三维度等不稳定结构可能是由于内容效度不足而影响结构效度，量表得分界限不明确。互联网使用技能关联性较低，不能准确地判断用户实际的 DHL 水平等。2011 年 eHEALS 的开发者罗曼也提出，随着社交媒体和 Web 2.0 的广泛运用，有必要对量表的内容进行进一步的发展和完善[17]。

（2）访谈评估法：作为问卷评估的补充，访谈法也被用于 DHL 的评估。厉锦巧通过对冠心病患者进行半结构访谈归纳，总结出冠心病患者在使用数字健康服务过程中存在查找信息困难、信息理解能力弱等五个方面的问题[64]。Skykers 通过对英国青年和老年群体进行半结构访谈和主题分析，总结两个年龄段人群在新冠肺炎大流行期间均存在信息疲劳、多渠道寻求和分享健康信息及对数字健康信息高度不信任等问题。据悉，批判性 DHL 访谈法可以弥补量化研究中无法获取的信息,评估结果更加精准,但存在着耗时较长且评估结果缺乏量化指标、不便于个体与个体或群体与群体间相互比较的局限性。

(3)操作实验评估法:鉴于问卷评估和访谈评估均存在自我报告偏差,不能完全反映受试者的实际操作能力。有研究者开展了 DHL 操作试验,评估研究者设置系列疾病相关的检索及互动操作任务,通过有声思维和屏幕录制法记录受试者执行任务过程的表现,采用定性和定量相结合的方式综合评估其 DHL 水平,设计了关于风湿病网络健康的试验任务,对风湿病患者进行操作试验,总结出受试者操作问题,主要包括保护和尊重隐私、在网页上导航和定位等 6 类。厉锦巧通过对冠心病患者的操作实验发现,患者在操作实验中出现的问题可以概括为评估信息相关性和可靠性,利用搜索策略等四个主题[64]。相较于问卷评估和访谈,评估操作实验是由专业人士以统一标准对受试者数字健康操作技能的检验评估,更能客观反映其实际操作技能。但由于操作试验耗时较长,且需要 1~2 名研究者同时对 1 名受试者进行评估,加之受场地和设备的限制,不适合于大规模人群的快速评估。

3.1.2 电子健康素养量表(eHEALS)

eHEALS 是一种旨在衡量个人在发现、评估和应用健康信息以解决健康问题方面的综合知识、舒适度和感知技能的量表。Norman 和 Skinner 根据他们的百合模型编制了该量表。目前,许多国家已经在老年人中进行了 eHEALS 量表的本地翻译、可靠性和有效性研究,在 DHL 的研究中广泛使用[65],是一种流行的评估工具。汉化的 eHEALS 有良好的信效度,有利于临床工作人员评估老年人使用互联网的技能水平[66]。众多研究证明 eHEALS 是老年人 DHL 评估的可靠有效的工具。当然,尽管 eHEALS 是迄今为止使用最广泛的 DHL 评估工具,但它是一种自我评估量表,缺乏评估老年人 DHL 的客观项目。面对当今数字化环境引发的健康知识获取和传播的巨大变化，eHEALS 还是需要不断完善。

3.2　老年人 DHL 问卷调查方法

3.2.1　研究数据设计

本研究将采用问卷调查来收集数据。另外为了使本研究深入和可靠，还会采用文献的研究和访谈观察来补充研究数据。需要强调的是，为了保证受访者的权益，本研究的所有受访者都采用匿名的方式进行。所有的受访者采用知情同意的方式，并通过上海健康医学院伦理审查（2024 - 23692112100 - TWXX - 520103197608040034）。

对于问卷调查，通常情况下，样本量计算公式为 $n = t_2[P(1 - P)] \div \Delta^{[50]}$。其中，$n$ 为样本容量；t 为标准误差的置信水平（置信度为 95% 时，$t = 1.96$，置信度为 99% 时，$t = 2.6$）；Δ 为可接受的抽样误差范围（允许误差），通常情况下，误差在 7% 以内是可接受的。P 为总体的标准差，如果缺乏估计 P 的依据，通常情况下取 $P = 0.5$ 使得 $P \times (1 - P)$ 最大，如此设定的样本量最大。表 3 - 2 是 1%~7% 的允许误差和 95%、99% 两种置信水平下，简单随机抽样所需样本数。本次调查分别针对上海市及全国的老年群体，样本量的目标是 95% 的置信水平下，误差率控制在 3% 以内，因此本研究，问卷调查所要求的最小样本规模为 1 067 人，实际调查人数中，上海发放问卷 1 500 份，回收有效问卷 1 410 份，有效率为 94%，上海市样本量达到 95% 的置信水平下，误差率控制在 3% 以内的目标。全国发放问卷 4 010 份，回收有效问卷 3 867 份，有效率为 96.43%，全国样本量达到 95% 的置信水平下，误差率控制在 2% 以内的样本要求，超过预期目标。

表 3-2　简单随机抽样所需样本数[50]

允许误差	95％置信水平	99％置信水平
1％	9 604	16 589
2％	2 401	4 147
3％	1 067	1 849
4％	543	1 037
5％	384	663
6％	267	461
7％	196	339

为了实现这一目标,本研究先探索了现场发放调查问卷,微信、e-mail 发放调查问卷等方法。从结果来看,上述方式各有利弊,最终为了获得足够的样本量,本研究综合采用多种问卷调查方式。

3.2.2　调查对象

2023 年 1～12 月间,采用便利抽样方法,抽取全国及上海市 16 个市辖区的老年人作为研究对象。纳入标准:①年龄≥60 岁;②知情同意,自愿参与本研究;③能理解问卷及量表所述内容,可以自行、在家人或研究者的指导下填写问卷。

3.2.3　调查工具

(1) 一般资料调查表:由研究者自行设计,包括人口学特征(性别、年龄、BMI、学历、常住地、婚姻状况、居住状态、主要照顾者)、社会经济(工作类别、经济来源、个人收入)、疾病与健康(慢性病、残疾、体检、吸烟、饮酒、运动、健康心理)、网络资源获取(智能手机使用情况、获取健康信息的主要来源)等。

(2) DHL 调查表:采用目前国内外广泛使用的 eHEALS 量表。英文版 eHEALS 由 Norman 等编制[18],郭帅军等翻译成中文,形成 eHEALS 汉化量表[67],采用 Likert 5 级评分(1 分表示"非常不相符",5

分表示"非常相符"),总分 8～40 分,得分越高说明 DHL 水平越高,根据总分是否及格分为合格(≥32 分)和不合格(<32 分)两组,eHEALS 汉化量表共计 8 个问题,分为网络健康信息与服务应用能力(题项 1～5)、评判能力(题项 6～7)和决策能力(题项 8)三个维度。本研究中,eHEALS 量表 Cronbach's α 系数为 0.976,提示量表信效度较好。

eHEALS 量表分数越高,代表患者 DHL 越高。既往研究显示 32 分以上为合格[68-79]。同时参考国家关于健康素养调查说明,对于每个调查者来说,问卷得分达到总分 80% 及以上,被判定具备基本健康素养。健康素养水平指具备基本健康素养的人在总人群中所占的比例[80]。综合以上两方面原因,本研究将 eHEALS 量表得分 32 分及以上为合格,即被调查者被判定具备基本 DHL。

(3)统计学方法:计量资料以均数±标准差或中位数表示,计数资料以百分比(%)表示。计数资料的组间差异比较采用 χ^2 检验或独立样本 Wilcoxon 秩和检验。采用二元 Logistic 回归进行多因素分析(向前瓦尔德逐步法,$\alpha_入=0.05$,$\alpha_出=0.05$),检验标准 $\alpha=0.05$,以 $P<0.05$ 为差异具有统计学意义。采用 SPSS 26.0 软件进行统计分析。

3.3 老年人 DHL 问卷调查结果

3.3.1 上海老年人 DHL 问卷调查结果

(1)一般资料结果:本研究最终发放问卷 1 500 份,回收有效问卷 1 410 份,有效率为 94%。其中男性 630 例(44.68%),女性 780 例(55.32%);年龄跨度为 60～100 岁,平均年龄为(67.35±6.129)岁,详见表 3-3。

表 3-3 上海调查对象一般资料

指标	总例数	eHEALS量表结果,例数(百分比%)		统计量	P 值
		不合格组(n=1080)	合格组(n=330)		
性别				$\chi^2=1.171$	0.283
男	630	474(75.2)	156(24.8)		
女	780	606(77.7)	174(22.3)		
年龄(岁)				$Z=-1.599$	0.110
60~69	921	696(75.6)	225(24.4)		
70~79	438	336(76.7)	102(23.3)		
80 及以上	51	48(94.1)	3(5.9)		
BMI				$Z=-1.018$	0.309
过轻	42	30(71.4)	12(28.6)		
正常	714	543(76.1)	171(23.9)		
超重	561	432(77.0)	129(23.0)		
肥胖	93	75(80.6)	18(19.4)		
学历				$Z=-8.759$	0
初中及以下	402	360(89.6)	42(10.4)		
高中或职高	363	291(80.2)	72(19.8)		
大学及以上(含大专)	645	429(66.5)	216(33.5)		
常住地				$\chi^2=36.276$	0
城镇	1278	951(74.4)	327(25.6)		
农村	132	129(97.7)	3(2.3)		
婚姻状况				$\chi^2=6.661$	0.011
单身	162	111(68.5)	51(31.5)		
已婚	1248	969(77.6)	279(22.4)		
主要居住状态				$\chi^2=11.857$	0.008
独居	135	102(75.6)	33(24.4)		
和配偶生活	750	591(78.8)	159(21.2)		
和子女生活	456	345(75.7)	111(24.3)		
其他	69	42(60.9)	27(39.1)		
主要生活照顾者				$\chi^2=17.236$	0.001

（续表）

指标	总例数	eHEALS 量表结果，例数（百分比%）		统计量	P 值
		不合格组 (n＝1080)	合格组（n＝330）		
自己	357	255(71.4)	102(28.6)		
配偶	774	609(78.7)	165(21.3)		
子女	225	183(81.3)	42(18.7)		
其他	54	33(61.1)	21(38.9)		
退休前工作类别				$\chi^2＝62.626$	0
无固定工作	135	126(93.3)	9(6.7)		
管理类	555	393(70.8)	162(29.2)		
技术类	447	318(71.1)	129(28.9)		
服务类	234	207(88.5)	27(11.5)		
个体经营	39	36(92.3)	3(7.7)		
主要经济来源				$\chi^2＝20.681$	0
退休工资	1 230	918(74.6)	312(25.4)		
家人	90	81(90.0)	9(10.0)		
其他	90	81(90.0)	9(10.0)		
个人月收入（元）				$Z＝-8.600$	0
<3 000	207	195(94.2)	12(5.8)		
3 000～4 000	267	231(86.5)	36(13.5)		
>4 000	936	654(69.9)	282(30.1)		
是否有慢性病				$\chi^2＝3.483$	0.066
是	783	585(74.7)	198(25.3)		
否	627	495(78.9)	132(21.1)		
是否合并残疾				$\chi^2＝0.183$	0.751
是	57	45(78.9)	12(21.1)		
否	1 353	1 035(76.5)	318(23.5)		
是否定期体检				$\chi^2＝28.425$	0
是	1 092	801(73.4)	291(26.6)		
否	318	279(87.7)	39(12.3)		

（续表）

指标	总例数	eHEALS量表结果,例数(百分比%)		统计量	P 值
		不合格组 (n=1080)	合格组(n=330)		
是否吸烟				$\chi^2=1.380$	0.267
是	153	123(80.4)	30(19.6)		
否	1 257	957(76.1)	300(23.9)		
是否饮酒				$\chi^2=0.375$	0.594
是	207	162(78.3)	45(21.7)		
否	1 203	918(76.3)	285(23.7)		
是否规律 运动				$\chi^2=22.379$	0
是	924	672(72.7)	252(27.3)		
否	486	408(84.0)	78(16.0)		
健康焦虑 程度				$Z=-2.782$	0.005
无	894	657(73.5)	237(26.5)		
轻度	234	204(87.2)	30(12.8)		
中等	219	177(80.8)	42(19.2)		
重度	63	42(66.7)	21(33.3)		
是否使用 智能手机				$\chi^2=27.855$	0
是	1 281	957(74.7)	324(25.3)		
否	129	123(95.3)	6(4.7)		
获取健康信息 的途径				$\chi^2=91.081$	0
报刊杂志	33	27(81.8)	6(18.2)		
手机	735	549(74.7)	186(25.3)		
家人朋友	168	147(87.5)	21(12.5)		
广播电视	141	126(89.4)	15(10.6)		
电脑	39	9(23.1)	30(76.9)		
医务人员	198	144(72.7)	54(27.3)		
社区人员	33	27(81.8)	6(18.2)		
其他	63	51(81.0)	12(19.0)		

（2）eHEALS量表结果：本次调查结果显示，被调查对象的 DHL

总合格率为 23.40%。合格组和不合格组在学历、常住地、主要居住状态、主要生活照顾者、退休前工作类别、主要经济来源、个人月收入、是否定期体检、是否规律运动、健康焦虑程度、是否使用智能手机以及获得健康信息的途径 11 个方面的结构占比存在显著性差异($P<0.05$)。较之不合格组，合格组结构占比更高的分组为：高中及以上学历，常住城镇人口，独居或与子女生活，本人照顾自己，退休前从事管理或技术类工作，退休工资为主要经济来源，月收入$>4\,000$，定期体检，规律运动，使用智能手机和通过手机、电脑、医务人员作为获得健康信息的主要途径。针对全部调查对象，eHEALS 量表总体评分为 23.55 ± 8.55。三个维度中，题项 3（我知道如何上网查找有用的健康资源信息）、题项 7（我能够区分网络上高质量和低质量的健康资源信息）和题项 8（我对应用网络健康信息做出健康相关决定充满自信）得分最低。详见表 3-4。

表 3-4　eHEALS 量表得分

eHEALS 评分项目	题项得分
网络健康信息与服务应用能力	
① 我知道从网络上可以获取哪些健康资源信息	3.14 ± 1.182
② 我知道从网络上哪些地方可以获取有用的健康资源信息	2.90 ± 1.199
③ 我知道如何上网查找有用的健康资源信息	2.86 ± 1.212
④ 我知道如何利用网络来解答自己的健康问题	2.98 ± 1.161
⑤ 我知道如何利用获取的网络健康资源信息帮助自己	2.96 ± 1.125
网络健康信息与服务的评判能力	
⑥ 我具备评价获取的网络健康资源信息好坏的能力	2.93 ± 1.134
⑦ 我能够区分网络上高质量和低质量的健康资源信息	2.92 ± 1.136
网络健康信息与服务的决策能力	
⑧ 我对应用网络健康信息做出健康相关决定充满自信	2.87 ± 1.100

（3）老年人 DHL 影响因素：以老年人 DHL 合格与否为因变量（1 为合格，0 为不合格），将表 3-3 中组间差异具有统计学意义（$P<0.05$）的 11 个因素，即学历、常住地、主要居住状态、主要生活照顾者、

退休前工作类别、主要经济来源、个人月收入、是否定期体检、是否规律运动、是否使用智能手机以及获得健康信息的途径作为自变量纳入多因素二元 Logistic 回归分析,结果显示:农村居住地、与配偶同居、不规律运动是影响老年人 DHL 的危险因素,而具有大学及以上较高学历、个人月收入>4 000 元、从电脑上获得健康信息是影响老年人 DHL 的保护因素,而主要照顾者、主要经济来源、是否定期体检、是否使用智能手机与老年人 DHL 显著无相关性。详见表 3-5。

表 3-5 多因素二元 Logistics 回归分析

指标	OR 值	95％置信区间下限	95％置信区间上限	P 值
学历(以≤初中为参照)				
≥大学(含大专)	1.798	1.137	2.843	0.012
常住地(以城市为参照)				
农村	0.152	0.043	0.544	0.004
婚姻状况(以单身为参照)				
已婚	0.450	0.298	0.679	0.000
个人月收入(以<3 000 元为参照)				
>4 000 元	2.267	1.103	4.658	0.026
是否规律运动(以是为参照)				
否	0.620	0.452	0.850	0.003
焦虑程度(以不焦虑为参照)				
轻度焦虑	0.474	0.307	0.730	0.001
重度焦虑	2.204	1.203	4.037	0.011
获得健康信息的主要途径(以书刊杂志为参照)				
电脑	10.944	3.323	36.036	0.000

3.3.2 全国老年人 DHL 问卷调查结果

(1)一般资料结果:本研究最终发放问卷 4 010 份,回收有效问卷 3 867 份,有效率为 96.43％。其中男性 1 794 例(46.4％),女性 2 073 例(53.6％);年龄跨度为 60～100 岁,平均年龄为(66.98±6.168)岁,详见表 3 - 6。

表 3 - 6　全国调查对象一般资料

指标	总例数（百分比%）	eHEALS量表结果，例数（百分比%）		统计量	P 值
		不合格组（n=3 144）	合格组（n=723）		
性别				$\chi^2=4.133$	0.042
男	1 794(46.4)	1 434(45.6)	360(49.8)		
女	2 073(53.6)	1 710(54.4)	363(50.2)		
年龄（岁）				$Z=-4.199$	0
60～69	2 706(70.0)	2 139(68.0)	567(78.4)		
70～79	993(25.7)	846(26.9)	147(20.3)		
80 及以上	168(4.3)	159(5.1)	9(1.2)		
BMI				$Z=-0.451$	0.652
过轻	174(4.5)	129(4.1)	45(6.2)		
正常	2 163(55.9)	1 767(56.2)	396(54.8)		
超重	1 332(34.4)	1 080(34.4)	252(34.9)		
肥胖	198(5.1)	168(5.3)	30(4.1)		
学历				$Z=-7.875$	0
初中及以下	1 551(40.1)	1 404(44.7)	147(20.3)		
高中或职高	1 131(29.2)	903(28.7)	228(31.5)		
大学及以上（含大专）	1 185(30.6)	837(26.6)	348(48.1)		
常住地				$\chi^2=41.283$	0
城镇	3 279(84.8)	2 610(83.0)	669(92.5)		
农村	588(15.2)	534(17.0)	54(7.5)		
婚姻状况				$\chi^2=1.780$	0.182
单身	534(13.8)	423(13.5)	111(15.4)		
已婚	3 333(86.2)	2 721(86.5)	612(84.6)		
主要居住状态				$\chi^2=12.102$	0.007
独居	378(9.8)	300(9.5)	78(10.8)		
和配偶生活	2 091(54.1)	1 722(54.8)	369(51.0)		
和子女生活	1 239(32.0)	1 008(32.1)	231(32.0)		
其他	159(4.1)	114(3.6)	45(6.2)		

（续表）

指标	总例数（百分比%）	eHEALS量表结果，例数（百分比%）		统计量	P值
		不合格组（n＝3 144）	合格组（n＝723）		
主要生活照顾者				$\chi^2=19.560$	0
自己	861(22.3)	669(21.3)	192(26.6)		
配偶	2 079(53.8)	1 701(54.1)	378(52.3)		
子女	786(20.3)	669(21.3)	117(16.2)		
其他	141(3.6)	105(3.3)	36(5.0)		
退休前工作类别				$\chi^2=123.288$	0
管理类	1 203(31.1)	900(28.6)	303(41.9)		
技术类	1 173(30.3)	915(29.1)	258(35.7)		
服务类	639(16.5)	582(18.5)	57(7.9)		
个体经营	297(7.7)	237(7.5)	60(8.3)		
其他	555(14.4)	510(16.2)	45(6.2)		
主要经济来源				$\chi^2=19.508$	0
退休工资	3 138(81.1)	2 514(80.0)	624(86.3)		
家人	387(10.0)	345(11.0)	42(5.8)		
其他	342(8.8)	285(9.1)	57(7.9)		
个人月收入（元）				$Z=-4.915$	0
＜3 000	1 023(26.5)	927(29.5)	96(13.3)		
3 000～4 000	984(25.4)	819(26.0)	165(22.8)		
＞4 000	1 860(48.1)	1 398(44.5)	462(63.9)		
是否有慢性病				$\chi^2=5.752$	0.016
是	1 824(47.2)	1 1512(48.1)	312(43.2)		
否	2 043(52.8)	1 632(51.9)	411(56.8)		
是否合并残疾				$\chi^2=0.908$	0.341
是	135(3.5)	114(3.6)	21(2.9)		
否	3 732(96.5)	3 030(96.4)	702(97.1)		
是否定期体检				$\chi^2=101.666$	0
是	2 763(71.5)	2 136(67.9)	627(86.7)		
否	1 104(28.5)	1 008(32.1)	96(13.3)		

（续表）

指标	总例数（百分比%）	eHEALS量表结果，例数（百分比%）		统计量	P 值
		不合格组（$n=3\,144$）	合格组（$n=723$）		
是否吸烟				$\chi^2=2.563$	0.109
是	588(15.2)	492(15.6)	96(13.3)		
否	3 279(84.8)	2 652(84.4)	627(86.7)		
是否饮酒				$\chi^2=6.138$	0.013
是	753(19.5)	636(20.2)	117(16.2)		
否	3 114(80.5)	2 508(79.8)	606(83.8)		
是否规律运动				$\chi^2=37.162$	0
是	2 511(64.9)	1 971(62.7)	540(74.7)		
否	1 356(35.1)	1 173(37.3)	183(25.3)		
健康焦虑程度				$Z=-0.387$	0.699
无	2 262(58.5)	1 797(57.2)	465(64.3)		
轻度	714(18.5)	600(19.1)	114(15.8)		
中等	690(17.8)	585(18.6)	105(14.5)		
重度	201(5.2)	162(5.2)	39(5.4)		
是否使用智能手机				$\chi^2=54.540$	0
是	3 348(86.6)	2 661(84.6)	687(95.0)		
否	519(13.4)	483(15.4)	36(5.0)		
获取健康信息的途径				$\chi^2=129.174$	0
手机	1818(47.0)	1404(44.7)	414(57.3)		
家人朋友	729(18.9)	645(20.5)	84(11.6)		
广播电视	480(12.4)	438(13.9)	42(5.8)		
电脑	60(1.6)	27(0.9)	33(4.6)		
医务人员	456(11.8)	369(11.7)	87(12.0)		
社区人员	105(2.7)	87(2.8)	18(2.5)		
报刊杂志	69(1.8)	57(1.8)	12(1.7)		
其他	150(3.9)	117(3.7)	33(4.6)		

（2）eHEALS量表结果：本次调查结果显示，被调查对象的DHL总合格率为18.70%。合格组和不合格组在性别、年龄、学历、常住地、

主要居住状态、主要生活照顾者、退休前工作类别、主要经济来源、个人月收入、是否有慢性病、是否定期体检、是否饮酒、是否规律运动、是否使用智能手机以及获得健康信息的途径 15 个方面的结构占比存在显著性差异（$P < 0.05$）。较之不合格组，合格组结构占比更高的分组为：男性，年龄为 60～69 岁，高中及以上学历，常住城镇人口，独居，本人照顾自己，退休前从事管理，技术或个体经营类工作，退休工资为主要经济来源，月收入＞4 000，无慢性病，定期体检，不饮酒，规律运动，使用智能手机和通过手机、电脑、医务人员和其他方式作为获得健康信息的主要途径。针对全部调查对象，eHEALS 量表总体评分为 22.86 ± 8.357。三个维度中，题项 3（我知道如何上网查找有用的健康资源信息）、题项 7（我能够区分网络上高质量和低质量的健康资源信息）和题项 8（我对应用网络健康信息做出健康相关决定充满自信）得分最低。详见表 3 - 7。

表 3 - 7　eHEALS 量表得分

eHEALS 评分项目	题项得分
网络健康信息与服务应用能力	
① 我知道从网络上可以获取哪些健康资源信息	3.02 ± 1.155
② 我知道从网络上哪些地方可以获取有用的健康资源信息	2.79 ± 1.179
③ 我知道如何上网查找有用的健康资源信息	2.76 ± 1.213
④ 我知道如何利用网络来解答自己的健康问题	2.87 ± 1.156
⑤ 我知道如何利用获取的网络健康资源信息帮助自己	2.88 ± 1.141
网络健康信息与服务的评判能力	
⑥ 我具备评价获取的网络健康资源信息好坏的能力	2.86 ± 1.151
⑦ 我能够区分网络上高质量和低质量的健康资源信息	2.84 ± 1.135
网络健康信息与服务的决策能力	
⑧ 我对应用网络健康信息做出健康相关决定充满自信	2.83 ± 1.122

（3）老年人 DHL 影响因素：以老年人 DHL 合格与否为因变量（1 为合格，0 为不合格），将表 3 - 6 中组间差异具有统计学意义（$P < 0.05$）的 15 个因素，即性别、年龄、学历、常住地、主要居住状态、主要

生活照顾者、退休前工作类别、主要经济来源、个人月收入、是否有慢性病、是否定期体检、是否饮酒、是否规律运动、是否使用智能手机以及获得健康信息的途径作为自变量纳入多因素二元 Logistic 回归分析,结果显示:高龄、与配偶或子女同居、不定期体检、不规律运动是影响老年人 DHL 的危险因素,而较高学历,退休前从事管理、技术、个体经营等固定工作,有其他经济来源,不饮酒,从电脑上获得健康信息是影响老年人 DHL 的保护因素,而性别、常住地、主要生活照顾者、个人月收入、是否有慢性病、是否使用智能手机与老年人 DHL 显著无相关性。详见表 3 - 8。

表 3 - 8 多因素二元 Logistics 回归分析

指标	OR 值	95% 置信区间下限	95% 置信区间上限	P 值
年龄(以 60~69 岁为参照)				
70~79 岁	0.557	0.450	0.690	0.000
≥80 岁	0.219	0.109	0.442	0.000
学历(以≤初中为参照)				
高中(或职高)	1.797	1.405	2.299	0.000
≥大学(含大专)	2.401	1.865	3.092	0.000
居住状态(以独居为参照)				
与配偶同居	0.530	0.390	0.720	0.000
与子女同居	0.574	0.417	0.791	0.001
退休前工作(以无固定工作为参照)				
管理类	2.048	1.346	3.118	0.001
技术类	2.178	1.448	3.277	0.000
个体经营	1.958	1.248	3.071	0.003
主要经济来源(以退休工资为参照)				
其他经济来源	1.888	1.282	2.780	0.001
是否定期体检(以是为参照)				
否	0.407	0.315	0.526	0.000
是否饮酒(以是为参照)				
否	1.606	1.275	2.024	0.000

（续表）

指标	OR 值	95％置信区间下限	95％置信区间上限	P 值
是否规律运动（以是为参照）				
否	0.780	0.636	0.957	0.017
获得健康信息的主要途径（以书刊杂志为参照）				
电脑	5.573	2.368	13.116	0.000

3.4 老年人 DHL 的特征

随着信息技术的快速发展，DHL 已成为老年人健康生活的重要组成部分。了解老年人 DHL 的特征对于促进他们的健康老龄化具有重要意义，也有利于更好地指导相关干预措施和服务的设计与实施。

技能水平不均：老年人的数字技能水平存在显著差异。一些老年人可能具有较高的数字技能，能够熟练使用智能设备和互联网获取健康信息，而另一些老年人则可能缺乏基本的数字技能，需要额外的支持和培训。

健康信息需求强烈：老年人对健康信息的需求非常强烈，他们希望通过数字技术获取更多关于疾病预防、健康管理和康复等方面的信息。然而，由于数字鸿沟的存在，一些老年人可能面临信息获取困难的问题。

注重实用性和易用性：老年人在使用数字健康工具时，更注重工具的实用性和易用性。他们更倾向于使用操作简单、功能明确且符合他们需求的工具，而不是功能复杂、操作烦琐的工具。

社会支持的重要性：老年人在 DHL 的提升过程中，需要得到家庭成员、社区和医疗机构的支持。这些支持包括提供数字技能培训、帮助解决技术问题以及提供健康信息等。

健康状况的影响：老年人的健康状况对他们的 DHL 水平具有重

要影响。一些老年人可能由于身体状况较差而无法充分利用数字技术维护健康,而另一些老年人则可能通过数字技术更好地管理自己的健康状况。

　　了解老年人 DHL 的特征对于提升他们的 DHL 具有重要意义。通过关注老年人的技能水平、信息需求、工具偏好、社会支持需求以及健康状况等因素,我们可以制订更加针对性和有效的干预措施和服务,帮助老年人更好地利用数字技术维护自身健康。

4 上海老年人 DHL 现状

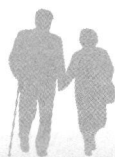

4.1 上海老年人 DHL 与全国的对照

在本次研究中,我们调查了全国老年人(60 岁以上)的 DHL,总共发放问卷 4 010 份,回收有效问卷 3 867 份,有效率为 96.43%。其中男性 1 794 例(46.4%),女性 2 073 例(53.6%);年龄跨度为 60～100 岁,平均年龄为(66.98±6.168)岁。从调查结果显示,被调查的老年人来自全国 29 个省、自治区、直辖市(香港、澳门和台湾没有列入本研究统计范围),其中样本量最大的为上海的 1 410 人,西藏没有调查样本量。其中上海地区发放问卷 1 500 份,回收有效问卷 1 410 份,有效率为 94%。其中男性 630 例(44.68%),女性 780 例(55.32%);年龄跨度为 60～100 岁,平均年龄为(67.35±6.129)岁。各省 eHEALS 得分情况及合格率详见表 4-1,按 eHEALS 得分排序。

表 4-1　全国各省 eHEALS 得分情况及合格率

排序	省份	例数	均数	标准差	合格率
1	福建	22	25.77	9.32	40.91%
2	山西	54	25.67	7.36	27.78%
3	北京	87	25.38	8.35	27.59%
4	云南	21	25.14	5.94	14.29%

（续表）

排序	省份	例数	均数	标准差	合格率
5	四川	639	25.00	6.41	19.25%
6	河北	42	24.14	7.35	7.14%
7	天津	18	24.00	6.90	16.67%
8	重庆	45	23.93	8.64	20.00%
9	广西	16	23.81	8.98	18.75%
10	上海	1 410	23.55	8.55	23.40%
11	海南	13	23.23	6.10	0.00%
12	河南	210	23.06	6.70	5.71%
13	吉林	25	23.00	10.63	24.00%
14	甘肃	18	23.00	5.71	0.00%
15	浙江	74	22.73	10.02	18.92%
16	内蒙古	21	22.57	10.01	14.29%
17	辽宁	43	22.47	8.12	20.93%
18	广东	105	21.97	9.18	25.71%
19	青海	19	21.68	8.49	15.79%
20	山东	93	21.16	8.32	19.35%
21	湖北	309	21.07	9.38	17.48%
22	江苏	125	20.74	9.77	19.20%
23	湖南	39	20.62	8.10	15.38%
24	安徽	135	20.18	8.53	11.11%
25	新疆	16	19.88	5.71	0.00%
26	陕西	33	19.55	8.29	18.18%
27	江西	28	19.54	9.47	3.57%
28	黑龙江	27	17.22	3.68	0.00%
29	贵州	180	17.05	6.54	1.67%
	全国	3 867	22.86	8.36	18.70%

从表 4-1 中可以看出，在本次调查中，上海老年人 eHEALS 得分为 23.55±8.55，排名第 10，高于全国平均得分 22.86±8.36。上海老年人 eHEALS 合格率为 23.4%，位于全国第 6，高于全国平均合格率 18.7%，也说明上海的老年人 DHL 水平在全国处于前列，但是和上海的经济和社会发展水平相比，上海老年人 DHL 水平与城市地位还

不相符合。当然研究发现福建、山西、北京、云南、河北、天津、重庆、广西等排名高于上海的地区,存在样本量小、容易产生调查误差的可能性。

研究项目组也回顾了国内文献中的相应研究,通过文献研究的方法,纳入 62 篇既往研究中老年人 DHL 水平和 eHEALS 得分情况,见表 4-2,对比分析上海老年人 DHL 现状。

表 4-2 国内研究中老年人 DHL 状况

序号	文献来源	样本量(人)	调查地区	eHEALS 得分
1	符艺.基于 eHEALS 的广东省老年人电子健康素养研究.图书馆研究,2024,54(1):93-101[81]	474	广东省	26.05±6.16
2	程爱萍与张聪.糖尿病个人管理应用程序的使用意向及相关因素分析.昆明医科大学学报,2024,45(1):55-60[82]	119	安徽省马鞍山市	18.26±6.23
3	袁程等.电子健康素养对老年慢性病患者就医行为的影响:社会支持和自我效能的中介作用.现代预防医学,2023,50(24):4475-4479+4520[83]	355	上海市	23.67±7.92
4	袁程等.中老年居民网络健康信息使用习惯与其电子健康素养的关系研究.中国全科医学,2023,26(16):1989-1994[40]	1019	上海市	27.62±8.57
5	张贤等.老年冠心病病人技术接受与电子健康素养的相关性.护理研究,2023,37(24):4403-4407[84]	333	上海市	23.35±9.85
6	金诗晓.基于社会生态系统理论的社区老年人电子健康素养干预方案的构建研究,2023,中国医科大学,179[85]	263	辽宁省沈阳市	20.74±6.72
7	滕智裕等.长沙地区冠心病患者电子健康素养与自我健康管理行为的相关性分析.湖南师范大学学报(医学版),2023,20(3):164-168[86]	114	湖南省长沙市	17.33±5.66

（续表）

序号	文献来源	样本量（人）	调查地区	eHEALS得分
8	葛万卉.代际信息支持视角下社交媒体使用对老年人健康促进行为影响研究,2023,中国传媒大学,88[87]	414	内蒙古自治区赤峰市	28.22±6.24
9	谢雨青等.城市老年人技术焦虑与电子健康素养的相关性分析.现代临床医学,2023,49(4):279-281+298[88]	213	四川省成都市	23±10
10	张铭鹬.2型糖尿病患者对糖尿病管理 APP 的使用意愿现状及影响因素研究,2023,成都医学院,99[28]	216	四川省成都市	18.16±8.48
11	熊蔚蔚、郭菁与李凤强.老年慢性病患者安全用药行为现状及影响因素.中国卫生工程学,2023,32(6):794-796[34]	125	吉林省	24.09±4.17
12	徐骏与吉小静.基于安德森模型的维持性血液透析患者电子健康素养研究.南京医科大学学报(社会科学版),2023,23(1):74-81[89]	201(50~69岁) 52(≥70岁)	江苏省扬州市	27.34±4.64 23.75±5.54
13	张焱.基于安德森模型的肠造口患者电子健康素养现状及其影响因素研究,2023,扬州大学,86[29]	156	江苏省扬州市	22.00±2.00
14	马婕等,南宁市青秀区心血管疾病高危人群电子健康素养现状及其影响因素研究.广西医科大学学报,2023,40(2):321-326[90]	65(55~64岁) 86(65~75岁) 16(≥76岁)	广西壮族自治区南宁市	24.00(13.50~32.00) 14.50(8.00~27.25) 11.00(9.50~23.75)
15	唐玉萍等.类风湿关节炎患者数字健康素养现状及影响因素.中国医药科学,2023,13(6):16-19+29[91]	82(>65岁)	山西省太原市	18.95±8.44
16	周菲菲.基于 IMeHU 理论的 COPD 患者自我管理能力相关性研究,2023,湖北医药学院,108[31]	191	山东省青岛市	19.11±5.29

（续表）

序号	文献来源	样本量(人)	调查地区	eHEALS得分
17	王依诺.社区老年人电子健康素养现状及其对健康促进行为的影响研究,2023,青岛大学,77[22]	446	山东省青岛市	16.55±3.79
18	张楠等.社区失能老人电子健康素养、健康促进生活方式对其生活质量的影响.护理管理杂志,2023,23(10):854－858[92]	125	山东省青岛市	23.30±7.45
19	武荧荧与栾晓嵘.慢性肾脏病病人电子健康素养现状及其影响因素研究.全科护理,2023,21(25):3583－3587[93]	120(≥55岁)	山东省济南市	13.5(8—19)
20	刘培璇等.冠心病患者电子健康素养与自我管理的关系研究.河南大学学报(医学版),2023,42(5):372－375[23]	79	河南省开封市	18.38±10.51
21	庞蕊、孙冬冬与张亚敏.西北地区老年AMI患者电子健康素养量表评分与MACE的相关性.心血管康复医学杂志,2023,32(5):441－446[94]	529	陕西省西安市	24.77±6.81
22	胡宇帆等.老年慢性病病人电子健康素养现状及影响因素.护理研究,2023,37(19):3442－3447[47]	235	江苏省南京市	22.11±8.59
23	王聪.脑卒中合并2型糖尿病患者社会支持、自我效能、电子健康素养的相关性研究,2023,锦州医科大学,65[95]	187(50～70岁) 80(>70岁)	辽宁省锦州市	16.18±6.17 12.69±5.33
24	张微,赵雅宁,刘瑶.老年人电子健康素养现状及其影响因素研究.现代预防医学,2022(9):1642－1646＋1652[44]	915	河北省唐山市	22.81±5.10
25	张微等.唐山市18～69岁社区居民电子健康素养对传染病健康素养的影响.中国预防医学杂志,2022,23(4):265－269[96]	916	河北省唐山市	22.79±5.11

（续表）

序号	文献来源	样本量（人）	调查地区	eHEALS得分
26	张微等.信息自我效能在社区居民家庭关怀度与电子健康素养间的中介效应研究.军事护理,2022,39(9):29-32[97]	923	河北省唐山市	22.77±5.10
27	刘佳斌.延吉市老年人人格、社会支持与电子健康素养相关性研究,2022,延边大学,106	449	吉林省延吉市	22.87±10.63
28	李少杰.老年人电子健康素养现状及影响因素研究,2022,中南大学,78[20]	2 144	山东省济南市	17.56±9.61
29	迟晨汝等.老年慢性病住院患者安全用药行为现状及影响因素分析.长治医学院学报,2022,36(6):414-417,422[45]	500	安徽省芜湖市	23.97±5.75
30	黄佩宣等.维持性血液透析患者电子健康素养现状及影响因素分析.华西医学,2022,37(9):1322-1327[98]	45(55~74岁),6(≥75岁)	四川省成都市	17.87±10.20,15.33±8.75
31	陈雪姣等.电子健康素养量表在老年糖尿病病人中的信效度检验及其健康素养影响因素分析.循证护理,2022,8(15):2092-2095[66]	156	江苏省常州市、镇江市,重庆市	23.08±8.00
32	张霞等.2型糖尿病患者电子健康素养与自我效能感及自我管理行为的现状及相关性分析.现代临床医学,2022,48(3):170-174[99]	50(60~69岁),34(70~79岁),16(≥80岁)	四川省成都市	19.36±8.812,18±9.664,12.875±7.117
33	左乾涛等.社区居民电子健康素养水平及影响因素的城乡差异性分析.护理研究,2022,36(4):587-593[100]	14(城市),61(农村)	四川省成都市	33(23,40),20(15,24)
34	刘晓雯等.泰安市居民电子健康素养与抑郁症状的关系.中国心理卫生杂志,2022,36(5):427-432[101]	2 607(≥66岁)	山东省泰安市	9.4±5.3
35	王依诺等.社区老年人电子健康素养与健康促进生活方式的相关性.护理学杂志,2022,37(10):100-102[102]	415	山东省青岛市	16.56±4.08

（续表）

序号	文献来源	样本量（人）	调查地区	eHEALS得分
36	周常青.社区老年人电子健康素养、健康促进行为与认知功能的相关性研究，2022，湖北中医药大学，101[103]	274	湖北省武汉市	24(14,32)
37	李红敏等.宁夏农村居民电子健康素养及其影响分析.中国卫生事业管理，2022，39（11）：852 - 856，867[104]	95（>55岁）	宁夏回族自治区	15.5±10.58
38	段怡雯、陈梦怡与陆敏敏.老年冠心病患者电子健康素养及影响因素研究.上海护理，2022，22（11）：37 - 40[30]	209	上海市	22.68±10.48
39	李婧妍与张会君.疾病自我效能感在老年高血压病人电子健康素养及其自我管理行为间的中介效应.全科护理，2022,20(25):3457 - 3461[25]	355	辽宁省锦州市	18.07±10.22
40	李佩瑶.老年糖尿病患者电子健康素养现状及其影响因素研究，2022，南京中医药大学，69[105]	287	江苏省	17.81±4.7
41	李佩瑶、陈璇与张红梅.老年糖尿病患者电子健康素养现状及其影响因素分析.现代临床护理，2021，20(11):8 - 14[106]	214	江苏省	20.0(14 - 23)
42	丛新霞等.泰安市不同性别慢性病患者电子健康素养现状及其影响因素分析.中国公共卫生，2021,37(9):1337 - 1342[70]	2875	山东省泰安市	12.25±8.93
43	董亚茹等.泰安市≥15周岁居民电子健康素养及其影响因素分析.中国公共卫生，2021,37(9):1319 - 1322[71]	2281（60～69岁）1590（≥70岁）	山东省泰安市	11.00±7.58 9.06±4.38
44	高兆溶.泰安市慢性病患者电子健康素养与生命质量的关系探究，2021，山东大学，66[72]	2874	山东省泰安市	9.96±6.09，合格率2.1%
45	赵煜华等.肠造口患者电子健康素养现况及其影响因素分析.护理管理杂志，2021,21(11):805 - 809＋818[107]	51	河南省郑州市	22.75±6.37

（续表）

序号	文献来源	样本量（人）	调查地区	eHEALS 得分
46	李梦华,秦文哲,徐凌忠,等.泰安市不同地区中老年居民电子健康素养现状及其影响因素分析.中国公共卫生,2021,37(9):1328-1332[46]	3 870	山东省泰安市	13.19±9.71 合格率为 8.39%（城市）；2.91%农村
47	常蕊静、王昌柱与库丽加那提·帕提汗.新疆南部边远地区 COPD 稳定期患者自我管理能力与电子健康素养的关系.职业与健康,2021.37(15):2060-2063+2068[108]	181	新疆南部边远地区	18.74±6.33
48	云天奇.冠心病患者健康促进行为影响因素的相关性分析,2021,吉林大学,80[109]	76(≥65 岁)	吉林省松原市	16.74±8.27
49	刘文娇,秦文哲,徐凌忠,等.泰安市老年人电子健康素养与生活满意度和生命质量关系.中国公共卫生,2021,37(9):1333-1336[24]	3 870	山东省泰安市	10.20±6.53
50	江悦妍等.衡阳地区高血压患者电子健康素养现状及影响因素.职业与健康,2021,37（15）:2074-2078[110]	38	湖南省衡阳市	18.61±7.72
51	张振香等.脑卒中患者电子健康素养现状及影响因素研究.中国全科医学,2021,24(22):2850-2854+2865[111]	435	河南省	11(合格率 2.5%)
52	张伊缘与赵小平.白血病患儿家属电子健康素养现状及影响因素分析.当代护士（上旬刊）,2021,28(10):51-53[112]	26	湖南省长沙市	21.46±9.25
53	WONG A K C, BAYUO J, WONG F K Y. Investigating predictors of self-care behavior among homebound older adults: The role of self-efficacy, eHealth literacy, and perceived social support. J Nurs Scholarsh, 2021,54(3):278-285	68	香港特别行政区	25.0±8.7

（续表）

序号	文献来源	样本量（人）	调查地区	eHEALS得分
54	刘珍,张晗,张艳,等.郑州市农村老年人电子健康素养现状及影响因素分析.现代预防医学,2020,47(2):97－100[48]	472	河南省郑州市	13.76±7.30
55	徐晓华,刘睿艳与林颖.电子健康素养对慢性心力衰竭患者症状负担的作用路径研究.解放军护理杂志,2020,37(12):14－17[113]	267（67.35±12.26岁）	上海市	20.85±7.19
56	郑嘉祺.糖尿病足高风险患者电子健康素养与足部自我护理行为相关研究.2020,天津医科大学,63[114]	132	天津市	14.25±7.005
57	李少杰,徐慧兰,崔光辉.老年人电子健康素养及影响因素.中华疾病控制杂志,2019,23(11):1318－1322[77]	1 201	山东省济南市	17.24±9.34
58	厉锦巧.冠心病患者电子健康素养现状及其与生活质量的相关性研究.2019,杭州师范大学,81[64]	162（60～80岁）,40（＞80岁）	浙江省杭州市	15.32±9.31,11.00±6.99
59	CHUANG H, KAO C, LIN W, et al. Factors affecting self-care mainte-nance and management in patients with heart failure: testing a path model. J Cardiovasc Nurs, 2019,34 (4):297－305	141	台湾	26.2±5.7
60	周寒寒,郑爱明.社区老年人电子健康素养现状及影响因素分析.南京医科大学学报（社会科学版）,2018,18(6):455－458[115]	228	江苏省8个市	12.08±7.68
61	臧格等.中老年血液透析患者电子健康素养与生活质量的相关研究.现代预防医学,2017,44(4):672－675[26]	116	河南省郑州市	18.50±6.08
62	袁凤娟.糖尿病患者电子健康素养与自我效能、自我管理的相关性分析,2016,新乡医学院,62[116]	60～80岁,＞80岁	河南省平顶山市	16.11±5.158,16.01±4.880

从表 4-2 中可以看出，已有的研究中共有 5 次上海老年人 DHL 调查，eHEALS 得分分别为 23.67±7.92（2023 年），27.62±8.57（2023 年），23.35±9.85（2023 年），22.68±10.48（2022 年），20.85±7.19（2020 年），本课题研究 eHEALS 调查得分为 23.55±8.55，处于中间位置，与既往研究文献结论一致。

与本研究调研所有国内 62 篇相关研究文献比较，本次研究 eHEALS 得分排名在 12 位，处于较高位置，也说明上海的老年人 DHL 水平在全国也处于前列。具体分析 eHEALS 得分高的文献，有 2 篇来自上海，另外我国香港、台湾地区，广东，江苏，四川成都，陕西西安等地的调查研究 eHEALS 得分也超过本次研究。

不同地区的老年人 DHL 水平存在差异，可能与地区经济发展水平、数字设施普及程度等因素有关。

4.2　上海老年人 DHL 与世界的对照

在本次研究中，我们调查了老年人（60 岁以上）的 DHL，研究项目组也回顾了国外文献中的相应研究，通过文献研究的方法，纳入 26 篇既往研究中老年人 DHL 水平和 eHEALS 得分情况，见表 4-3，分析对比上海老年人 DHL 现状。

表 4-3　国外研究中老年人 DHL 状况

序号	文献来源	调查样本量	国家	eHEALS 得分
1	Sudbury-Riley L, Fitzpatrick M, Schulz P J, et al. Electronic Health Literacy Among Baby Boomers: A Typology. Health literacy research and practice, 2024,8(1):e3 - e11[117]	英国（$n=$ 407）、美国（$n=313$）、新西兰（$n=276$）	3 个国家	28.35,35.68, 25.59,31.48, 分成不同行为 4 组
2	Yekaninejad, M. S., et al. Exploring health literacy categories among an Iranian adult sample: a latent class analysis. Sci Rep, 2024.14(1):776[118]	1 100（43.19 ± 15.31 岁）	伊朗	20.801± 5.02

（续表）

序号	文献来源	调查样本量	国家	eHEALS得分
3	Değer MS，Sezerol MA and Atak M. Rational Drug and Antibiotic Use Status，E-Health Literacy in Syrian Immigrants and Related Factors：A Cross-Sectional Study. Antibiotics (Basel)，2023,12(10)[119]	138（＞50岁）	叙利亚	20.57±7.26
4	DJ Purcell，et al. e-Health Literacy Scale，Patient Attitudes，Medication Adherence，and Internal Locus of Control. Health Lit Res Pract，2023,7(2)：e80－e88[120]	296(57.52±8.42岁)	美国	26.99±8.45
5	Melzer AC，et al. Use of Information and Communication Technology among Patients with Chronic Obstructive Pulmonary Disease Who Smoke：A Mixed Methods Study. Ann Am Thorac Soc，2023,20(3)：381－389[121]	204（65.8岁）	美国	24.6(±8.7)
6	Bhanvadia SB, et al. Assessing Usability of Smartwatch Digital Health Devices for Home Blood Pressure Monitoring among Glaucoma Patients. Informatics (MDPI)，2022,9(4)[122]	29(66～75岁) 4(≥76岁)	美国	31.9(5.6) 27.0(3.6)
7	Chidiac M，et al. Age and Gender Perspectives on Social Media and Technology Practices during the COVID－19 Pandemic. Int J Environ Res Public Health，2022,19(21)[123]	44（＞50岁）	加拿大	33.41±6.8
8	Zrubka Z，Vékás P，Németh P，et al. Validation of the PAM－13 instrument in the Hungarian general population 40 years old and above. Eur J Health Econ，2022,23(8)：1341－1355[124]	348（60～69岁） 149（≥70岁）	匈牙利	28.7(±5.1)
9	Rasekaba T M，Pereira P，Rani G V，et al. Exploring Telehealth Readiness in a Resource Limited Setting：Digital and Health Literacy among Older People in Rural India（DAHLIA）. Geriatrics (Basel)，2022,7(2)[125]	150（68～78岁）	印度	24

（续表）

序号	文献来源	调查样本量	国家	eHEALS得分
10	Berkowsky R W. Exploring Predictors of eHealth Literacy Among Older Adults: Findings From the 2020 CALSPEAKS Survey. Gerontol Geriatr Med，2021,7:1692859997[126]	237（≥65岁）	美国	24.5
11	Bevilacqua R，Strano S，Di Rosa M，et al. eHealth Literacy: From Theory to Clinical Application for Digital Health Improvement. Results from the ACCESS Training Experience. Int J Environ Res Public Health，2021，18 (22)[127]	58（50～77岁）	意大利	24.1±8.6
12	Rojanasumapong A，Jiraporncharoen W，Nantsupawat N，et al. Internet Use，Electronic Health Literacy，and Hypertension Control among the Elderly at an Urban Primary Care Center in Thailand: A Cross-Sectional Study. Int J Environ Res Public Health，2021，18 (18)[128]	110	泰国	29.6±4.15
13	Papp-Zipernovszky O，Horváth M D，Schulz P J，et al. Generation Gaps in Digital Health Literacy and Their Impact on Health Information Seeking Behavior and Health Empowerment in Hungary. Front Public Health，2021,9:635943[129]	140	匈牙利	28.22±7.39
14	Kim H，Yang E，Ryu H，et al. Psychometric comparisons of measures of eHealth literacy using a sample of Korean older adults. Int J Older People Nurs，2021,16(3):e12369[130]	180	韩国	31.04±4.16
15	An L，Bacon E，Hawley S，et al. Relationship Between Coronavirus-Related eHealth Literacy and COVID-19 Knowledge，Attitudes，and Practices among US Adults: Web-Based Survey Study. J Med Internet Res，2021，23 (3):e25042[131]	185（≥65岁）	美国	29.0±6.1

（续表）

序号	文献来源	调查样本量	国家	eHEALS得分
16	Lin C Y，Broström A，Griffiths M D，et al. Psychometric Evaluation of the Persian eHealth Literacy Scale（eHEALS）Among Elder Iranians With Heart Failure. Eval Health Prof，2020，43(4)：222 - 229[132]	388（≥65岁）	伊朗	30.26±8.47
17	Brørs G，Wentzel-Larsen T，Dalen H，et al. Psychometric Properties of the Norwegian Version of the Electronic Health Literacy Scale（eHEALS）Among Patients After Percutaneous Coronary Intervention：Cross-Sectional Validation Study. J Med Internet Res，2020，22(7)：e17312[133]	1 659	挪威	25.66±6.23
18	Cherid C，Baghdadli A，Wall M，et al. Current level of technology use, health and eHealth literacy in older Canadians with a recent fracture-a survey in orthopedic clinics. Osteoporos Int，2020，31(7)：1333 - 1340[134]	206（65～74岁），161（≥75岁）	加拿大	29（25～32），24(21～29)
19	HOOGLAND A I，MANSFIELD J，LAFRANCHISE E A，et al. eHealth literacy in older adults with cancer［J］. J Geriatr Oncol，2020，11（6）：1020 - 1022[135]	101（≥65岁）	美国	27.52±7.28
20	Lin C Y，Ganji M，Griffiths M D，et al. Mediated effects of insomnia, psychological distress and medication adherence in the association of eHealth literacy and cardiac events among Iranian older patients with heart failure：a longitudinal study［J］. Eur J Cardiovasc Nurs，2020，19(2)：155 - 164[136]	468	伊朗	28.16±5.46
21	YANG E，CHANG S J，RYU H，et al. Comparing factors associated with eHealth literacy between young and older adults . J Gerontol Nurs，2020，46(8)：46 - 56[137]	187	韩国	30.50±4.62

（续表）

序号	文献来源	调查样本量	国家	eHEALS 得分
22	Duplaga M，Sobecka K，Wójcik S. The Reliability and Validity of the Telephone-Based and Online Polish eHealth Literacy Scale Based on Two Nationally Representative Samples. Int J Environ Res Public Health，2019,16(17)[138]	1 000(≥50 岁)	波兰	25.26±5.94
23	Zrubka Z，Hajdu O，Rencz F，et al. Psychometric properties of the Hungarian version of the eHealth Literacy Scale. Eur J Health Econ，2019，20 (Suppl 1):57－69[139]	221（≥65 岁）	匈牙利	28.4±5.29
24	PAIGE S R，STELLEFSON M，KRIEGER J L，et al. Proposing a transactional model of eHealth literacy: concept analysis . J Med Internet Res，2018,20(10):e10175	218	美国	25.76±6.80
25	TENNANT B，STELLEFSON M，DODD V，et al. eHealth literacy and web 2.0 health information seeking behaviors among baby boomers and older adults . J Med Internet Res，2015,17(3):e70	283	美国	29.05±5.75
26	CHUNG S Y，NAHM E S. Testing reliability and validity of the eHealth literacy scale (eHEALS) for older adults recruited online . Comput Inform Nurs，2015,33(4):150－156	866	美国	30.94±6.00

从表 4－3 中可以看出，已有 26 篇的国外老年人 DHL 调查，eHEALS 得分都比较高，仅有 2 篇低于本课题研究的 eHEALS 调查得分(23.54±8.557)，分别是伊朗(20.801±5.02)和叙利亚(20.57±7.26)，其他国家的文献研究 eHEALS 调查得分都处于较高位置。虽然这些文献存在样本量较少、可能有调查结果信度不高的情况，但是通过这些既往的研究文献结果，还是说明上海的老年人 DHL 水平在世界上并不处于领先地位，还需要加大 DHL 的培育和提升。

综上，我国老年人 DHL 得分总体上低于国外老年人水平，且农村与城镇老年人、不同区域间的老年人 DHL 差异较大；此外，鉴于我国庞大的老年人口及老龄化加重的趋势，需要进一步调查老年人 DHL 现状并探寻其差异较大的详细原因，从而为提高我国老年人 DHL 水平提供参考，以期最终实现主动健康、积极老龄化的目标。

4.3　上海老年人 DHL 与健康素养的对照

已有研究发现，健康素养与 DHL 之间存在相关性，且 DHL 受较高水平的健康素养的影响。Norman 的百合模型（lily model）[18]也指出 DHL 的 6 种技能中包括健康素养。

2024 年 1 月 11 日，上海市健康促进委员会办公室、上海市健康促进中心发布上海居民健康素养监测最新数据[140]：据对 23 928 名城乡常住居民监测结果显示，上海居民健康素养水平达到 40.46%，提前达到《“健康上海 2030”规划纲要》中的 2030 年目标（40%），上海市民主要健康指标持续居世界发达国家和地区领先水平。

2023 年 8 月 21 日，国家卫健委发布 2022 年中国居民健康素养监测情况。监测结果显示，2022 年我国居民健康素养水平达到 27.78%，比 2021 年提高 2.38 个百分点，继续呈现稳步提升态势[141]。

按照国家关于健康素养调查说明，对于每个调查者来说，问卷得分达到总分 80% 及以上，被判定具备基本健康素养，健康素养水平指具备基本健康素养的人在总人群中所占的比例[80]。与本次研究中的 DHL 及格率一致，可以进行对比分析。

从表 4 - 4 数据对比可以看出，无论上海还是全国老年人的 DHL 水平与健康素养水平相比都存在差距，上海合格率相差 17.01%，比例低了约 72.54%；全国合格率相差 9.08%，比例低了约 50.25%。

表 4-4 健康素养水平与 DHL 对照

地区	健康素养水平	DHL 及格率
上海	40.46%	23.45%
全国	27.78%	18.70%

从上海来看,上海居民健康素养水平在全国一直处于领先地位,提前达到《"健康上海 2030"规划纲要》中的 2030 年目标(40%),上海市民主要健康指标持续居世界发达国家和地区领先水平。其中 65～69 岁年龄段居民健康素养水平增幅最大,从 26.24% 提升到 29.41%,提升 3.17 个百分点。但监测结果显示 60～69 岁老年群体健康素养水平相对较低,城乡差异有一定程度扩大[140]。而老年人 DHL 水平较之健康素养水平更处于较低水平,与上海的城市和健康素养水平不相符合,需要在后续的工作持续加大 DHL 的提升和促进。

4.4 相关因素对上海老年人 DHL 的影响

本课题对于问卷调查情况进行了相关因素的统计学分析,为保证统计的准确性,分别由两名课题组成员将调查问卷结果录入 Excel 2017 数据库,并安排第 3 位课题组成员对照审核,计量资料以均数±标准差或中位数表示,计数资料以百分比(%)表示。计数资料的组间差异比较采用 χ^2 检验或独立样本 Wilcoxon 秩和检验。采用二元 Logistic 回归进行多因素分析(向前瓦尔德逐步法,$\alpha_入 = 0.05$,$\alpha_出 = 0.05$),检验标准 $\alpha = 0.05$,以 $P < 0.05$ 为差异具有统计学意义。采用 SPSS 26.0 软件进行统计分析。

4.4.1 性别对上海老年人 DHL 的影响

本次问卷调查收集的 1 410 份问卷中,性别分布:男性共 630 人,占总调查人数的 44.68%,女性共 780 人,占总调查人数的 55.32%,见图 4-1。

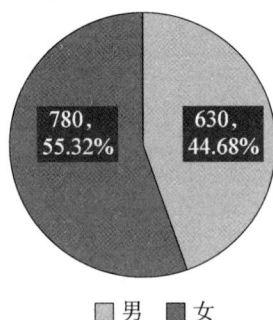

图 4-1 调查样本性别比例图

根据表 4-5 的结果可知,经统计检验($P>0.05$),性别对上海老年人 DHL 影响无统计学意义,即根据本次调查,上海老年人中性别对于 DHL 无影响。

表 4-5 性别对上海老年人 DHL 的影响

性别	总例数	eHEALS量表结果,例数(百分比%)		统计量	P 值
		不合格组 ($n=1080$)	合格组 ($n=330$)		
男	630	474(75.2)	156(24.8)	$\chi^2=1.171$	0.283
女	780	606(77.7)	174(22.3)		

4.4.2 年龄对上海老年人 DHL 的影响

本次问卷调查收集的 1 410 份问卷中,年龄分布:60~69 岁组 921 人,占总调查人数的 65.32%;70~79 岁组共 438 人,占总调查人数的 31.06%;80 岁及以上组共 51 人,占总调查人数的 3.62%,见图 4-2。

根据表 4-6 的结果可知,经统计检验($P>0.05$),年龄对上海老年人 DHL 影响无统计学意义,即根据本次调查,上海老年人中年龄对于 DHL 无影响。

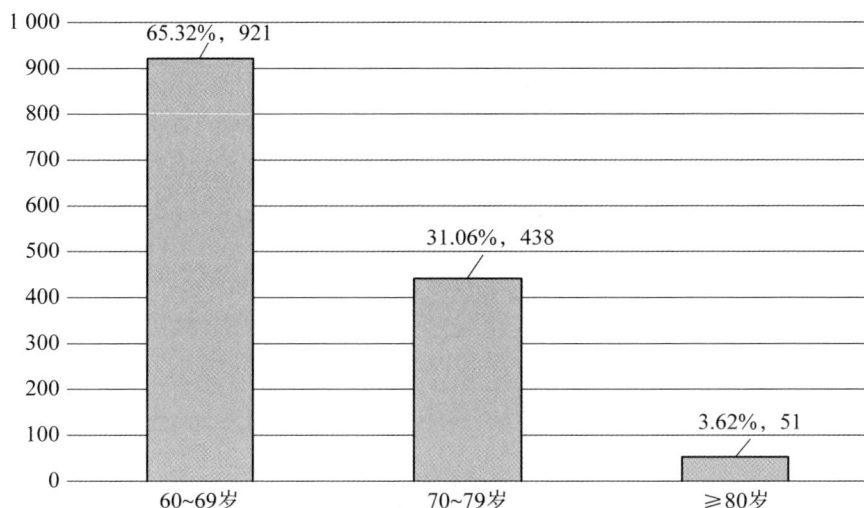

图 4‑2　调查样本年龄比例图

表 4‑6　年龄对上海老年人 DHL 的影响

年龄(岁)	总例数	eHEALS 量表结果,例数(百分比%)		统计量	P 值
		不合格组 (n=1080)	合格组 (n=330)		
60~69	921	696(75.6)	225(24.4)		
70~79	438	336(76.7)	102(23.3)	Z=−1.599	0.110
80 及以上	51	48(94.1)	3(5.9)		

　　但是从表 4‑6 中也可以观察到,80 岁以上人群的 DHL 得分及合格率明显低于 60 岁和 70 岁年龄组,这是因为随着年龄的增长,视力和机体功能逐渐下降,受疾病带来的身体和心理的影响,高龄老年人对"互联网＋"时代新事物的接受、理解、记忆、学习能力减弱,导致其DHL 较低。

4.4.3　学历对上海老年人 DHL 的影响

　　本次问卷调查收集的 1410 份问卷中,年龄分布:60～69 岁组 921人,占总调查人数的 65.32％;70～79 岁组共 438 人,占总调查人数的

31.06%;80 岁及以上组共 51 人,占总调查人数的 3.62%,见图 4 - 3。

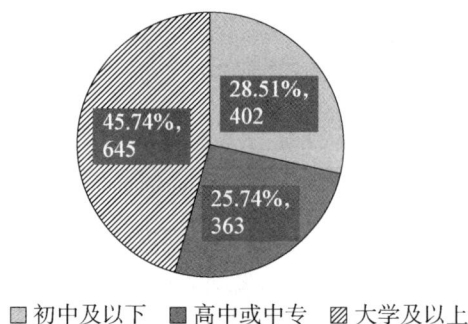

■ 初中及以下　■ 高中或中专　▨ 大学及以上

图 4 - 3　调查样本学历比例图

根据表 4 - 7 的结果可知,经统计检验($P<0.05$),学历对上海老年人 DHL 影响有统计学意义,即根据本次调查,上海老年人中学历对于 DHL 有影响,即学历越高,DHL 得分和合格率越高。

表 4 - 7　学历对上海老年人 DHL 的影响

学历	总例数	eHEALS 量表结果,例数(百分比%)		统计量	P 值
		不合格组 ($n=1080$)	合格组 ($n=330$)		
初中及以下	402	360(89.6)	42(10.4)		
高中或职高	363	291(80.2)	72(19.8)	$Z=$ -8.759	<0.001
大学及以上 (含大专)	645	429(66.5)	216(33.5)		

这一研究结果也和已有的文献结果一致。因为学历高的老年人(本研究中主要是学历为大学生或研究生),健康信息意识较强,健康信息获取途径多,信息组织能力好,对健康信息的评价能力较强,注重对健康隐私的保护,因而能较好地利用健康信息,做出健康决策,其DHL 就越高。

4.4.4　BMI 对上海老年人 DHL 的影响

本次问卷调查收集的 1 410 份问卷中,BMI 年龄分布:过轻组 42

人,占总调查人数的 2.98％;正常组共 714 人,占总调查人数的 50.64％;超重组共 561 人,占总调查人数的 39.79％;肥胖组共 93 人,占总调查人数的 6.60％,见图 4-4。

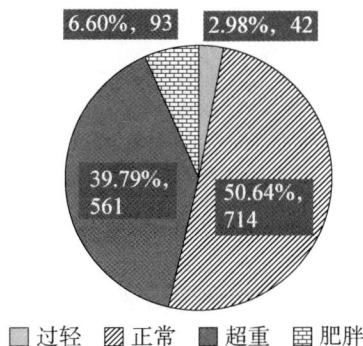

图 4-4 调查样本 BMI 比例图

根据表 4-8 的结果可知,经统计检验($P>0.05$),BMI 对上海老年人 DHL 影响无统计学意义,即根据本次调查上海老年人中 BMI 对于 DHL 无影响。

表 4-8 BMI 对上海老年人 DHL 的影响

BMI	总例数	eHEALS量表结果,例数(百分比％)		统计量	P 值
		不合格组 ($n=1\,080$)	合格组 ($n=330$)		
过轻	42	30(71.4)	12(28.6)		
正常	714	543(76.1)	171(23.9)	$Z=-1.018$	0.309
超重	561	432(77.0)	129(23.0)		
肥胖	93	75(80.6)	18(19.4)		

4.4.5 常住地对上海老年人 DHL 的影响

本次问卷调查收集的 1 410 份问卷中,常住地:城镇组 1 278 人,占总调查人数的 90.64％;农村组共 132 人,占总调查人数的 9.36％,见图 4-5。

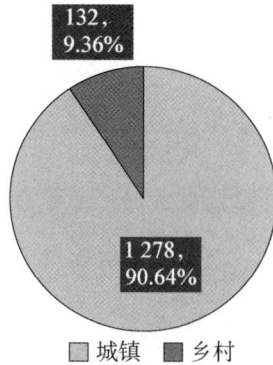

图 4-5　调查样本常住地比例图

根据表 4-9 的结果可知，经统计检验（$P > 0.05$），常住地对上海老年人 DHL 影响有统计学意义，即根据本次调查上海老年人中常住地对于 DHL 有影响，即居住在城镇的老年人 DHL 得分和合格率较高。

表 4-9　常住地对上海老年人 DHL 的影响

常住地	总例数	eHEALS 量表结果，例数（百分比%）		统计量	P 值
		不合格组（$n=1080$）	合格组（$n=330$）		
城镇	1278	951(74.4)	327(25.6)	$\chi^2 = 36.276$	<0.001
农村	132	129(97.7)	3(2.3)		

老年人常住地与 DHL 显著相关，农村地区整体上数字设施、农村老年人接触和使用数字设备的机会也小于城镇，因此农村地区的老年人 DHL 水平较低，在全民教育和乡村振兴战略的背景下，应该要加强农村地区 DHL 的提升和促进工作。

4.4.6　婚姻状况对上海老年人 DHL 的影响

本次问卷调查收集的 1410 份问卷中，婚姻状况：已婚组 1248 人，占总调查人数的 90.64%；单身组共 162 人，占总调查人数的 9.36%，见图 4-6。

根据表 4-10 的结果可知，经统计检验（$P < 0.05$），婚姻状况对上

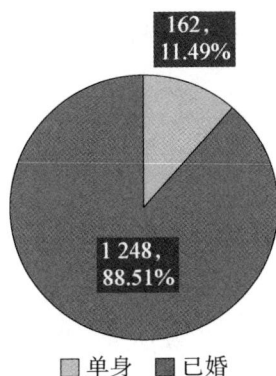

图 4-6 调查样本婚姻状况比例图

海老年人 DHL 影响有统计学意义,即根据本次调查,上海老年人群婚姻状况对于 DHL 有影响,即单身的老年人 DHL 得分和合格率较高。

表 4-10 婚姻状况对上海老年人 DHL 的影响

婚姻状况	总例数	eHEALS量表结果,例数(百分比%)		统计量	P 值
		不合格组 ($n=1080$)	合格组 ($n=330$)		
单身	162	111(68.5)	51(31.5)	$\chi^2=6.661$	0.01
已婚	1 248	969(77.6)	279(22.4)		

4.4.7 居住状态对上海老年人 DHL 的影响

根据表 4-11 的结果可知,经统计检验($P<0.05$),表明居住状况对上海老年人 DHL 影响有统计学意义,即根据本次调查,上海老年人

表 4-11 居住状态对上海老年人 DHL 的影响

主要居住状态	总例数	eHEALS量表结果,例数(百分比%)		统计量	P 值
		不合格组 ($n=1080$)	合格组 ($n=330$)		
独居	135	102(75.6)	33(24.4)	$\chi^2=11.857$	0.008
和配偶生活	750	591(78.8)	159(21.2)		
和子女生活	456	345(75.7)	111(24.3)		
其他	69	42(60.9)	27(39.1)		

群其他居住状况,比如在养老院、与兄弟姐妹共同居住等方式的老年人 DHL 得分和合格率较高。

4.4.8 主要生活照顾者对上海老年人 DHL 的影响

根据表 4-12 的结果可知,经统计检验($P<0.05$),主要生活照顾者类型对上海老年人 DHL 影响有统计学意义,即根据本次调查,上海老年人群由其他人照顾,比如医护人员、养老院人员或兄弟姐妹等,其DHL 得分和合格率较高。

表 4-12 主要生活照顾者对上海老年人 DHL 的影响

| 主要生活照顾者 | 总例数 | eHEALS 量表结果,例数(百分比%) | | 统计量 | P 值 |
		不合格组($n=1080$)	合格组($n=330$)		
自己	357	255(71.4)	102(28.6)		
配偶	774	609(78.7)	165(21.3)	$\chi^2=17.236$	0.001
子女	225	183(81.3)	42(18.7)		
其他	54	33(61.1)	21(38.9)		

4.4.9 退休前工作类型对上海老年人 DHL 的影响

根据表 4-13 的结果可知,经统计检验($P<0.05$),上海老年人退休前工作类型对上海老年人 DHL 影响有统计学意义,即根据本次调查,上海老年人群退休前从事管理或技术类工作的老年人 DHL 得分和合格率较高。

表 4-13 退休前工作类型对上海老年人 DHL 的影响

| 退休前工作类别 | 总例数 | eHEALS 量表结果,例数(百分比%) | | 统计量 | P 值 |
		不合格组($n=1080$)	合格组($n=330$)		
无固定工作	135	126(93.3)	9(6.7)		
管理类	555	393(70.8)	162(29.2)	$\chi^2=62.626$	<0.001
技术类	447	318(71.1)	129(28.9)		

（续表）

退休前工作类别	总例数	eHEALS 量表结果,例数(百分比%)		统计量	P 值
		不合格组 (n=1080)	合格组 (n=330)		
服务类	234	207(88.5)	27(11.5)	$\chi^2 = 62.626$	<0.001
个体经营	39	36(92.3)	3(7.7)		

4.4.10　主要经济来源对上海老年人 DHL 的影响

根据表 4-14 的结果可知,经统计检验($P<0.05$),老年人主要经济来源对上海老年人 DHL 影响有统计学意义,即根据本次调查,上海老年人群中以退休工资作主要经济来源的老年人 DHL 得分和合格率较高。

表 4-14　主要经济来源对上海老年人 DHL 的影响

主要经济来源	总例数	eHEALS 量表结果,例数(百分比%)		统计量	P 值
		不合格组 (n=1080)	合格组 (n=330)		
退休工资	1230	918(74.6)	312(25.4)		
家人	90	81(90.0)	9(10.0)	$\chi^2 = 20.681$	<0.001
其他	90	81(90.0)	9(10.0)		

4.4.11　月收入对上海老年人 DHL 的影响

本次问卷调查收集的 1410 份问卷中,月收入分布:4000 元以上组 936 人,占总调查人数的 66.38%;3000~4000 元组共 267 人,占总调查人数的 18.94%;3000 元以下组共 207 人,占总调查人数的 14.68%,见图 4-7。

根据表 4-15 的结果可知,经统计检验($P<0.05$),月收入对上海老年人 DHL 影响有统计学意义,即根据本次调查,上海老年人群月收入越高,其 DHL 得分和合格率越高。

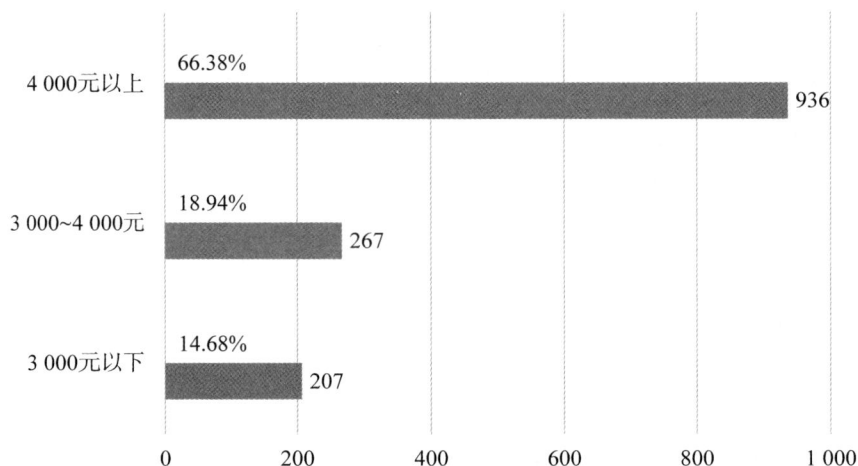

图 4‑7　调查样本月收入比例图

表 4‑15　月收入对上海老年人 DHL 的影响

| 个人月收入(元) | 总例数 | eHEALS 量表结果,例数(百分比%) | | 统计量 | P 值 |
		不合格组(n=1080)	合格组(n=330)		
<3 000	207	195(94.2)	12(5.8)		
3 000~4 000	267	231(86.5)	36(13.5)	$Z=-8.600$	<0.001
>4 000	936	654(69.9)	282(30.1)		

4.4.12　是否患有慢性病对上海老年人 DHL 的影响

根据表 4‑16 的结果可知,经统计检验($P>0.05$),老年人是否患有慢性疾病对上海老年人 DHL 影响无统计学意义,即根据本次调查,是否患有慢性疾病对于 DHL 无影响。

表 4‑16　慢性病对上海老年人 DHL 的影响

| 是否患有慢性病 | 总例数 | eHEALS 量表结果,例数(百分比%) | | 统计量 | P 值 |
		不合格组(n=1080)	合格组(n=330)		
是	783	585(74.7)	198(25.3)		
否	627	495(78.9)	132(21.1)	$\chi^2=3.483$	0.066

4.4.13　是否残疾对上海老年人 DHL 的影响

根据表 4-17 的结果可知,经统计检验($P>0.05$),老年人是否残疾对上海老年人 DHL 影响无统计学意义,即根据本次调查是否残疾对于上海老年人 DHL 无影响。

表 4-17　残疾情况对上海老年人 DHL 的影响

| 是否合并残疾 | 总例数 | eHEALS 量表结果,例数(百分比%) | | 统计量 | P 值 |
		不合格组($n=1080$)	合格组($n=330$)		
是	57	45(78.9)	12(21.1)	$\chi^2=0.183$	0.751
否	1 353	1 035(76.5)	318(23.5)		

4.4.14　是否定期体检对上海老年人 DHL 的影响

根据表 4-18 的结果可知,经统计检验($P<0.05$),是否定期体检对上海老年人 DHL 影响有统计学意义,即根据本次调查,上海老年人中定期体检的人群 DHL 得分和合格率比不定期体检的人群高。

表 4-18　定期体检对上海老年人 DHL 的影响

| 是否定期体检 | 总例数 | eHEALS 量表结果,例数(百分比%) | | 统计量 | P 值 |
		不合格组($n=1080$)	合格组($n=330$)		
是	1 092	801(73.4)	291(26.6)	$\chi^2=28.425$	0.001
否	318	279(87.7)	39(12.3)		

4.4.15　是否吸烟对上海老年人 DHL 的影响

根据表 4-19 的结果可知,经统计检验($P>0.05$),老年人是否吸烟对上海老年人 DHL 影响无统计学意义,即根据本次调查,是否吸烟对于上海老年人 DHL 无影响。

表 4 - 19　吸烟情况对上海老年人 DHL 的影响

| 是否吸烟 | 总例数 | eHEALS 量表结果,例数(百分比%) | | 统计量 | P 值 |
		不合格组 ($n=1080$)	合格组 ($n=330$)		
是	153	123(80.4)	30(19.6)	$\chi^2=1.380$	0.267
否	1 257	957(76.1)	300(23.9)		

4.4.16　是否饮酒对上海老年人 DHL 的影响

根据表 4 - 20 的结果可知,经统计检验($P>0.05$),老年人是否饮酒对上海老年人 DHL 影响无统计学意义,即根据本次调查,是否饮酒对于上海老年人 DHL 无影响。

表 4 - 20　饮酒情况对上海老年人 DHL 的影响

| 是否饮酒 | 总例数 | eHEALS 量表结果,例数(百分比%) | | 统计量 | P 值 |
		不合格组 ($n=1080$)	合格组 ($n=330$)		
是	207	162(78.3)	45(21.7)	$\chi^2=0.375$	0.594
否	1 203	918(76.3)	285(23.7)		

4.4.17　是否规律运动对上海老年人 DHL 的影响

根据表 4 - 21 的结果可知,经统计检验($P<0.05$),是否规律运动对上海老年人 DHL 影响有统计学意义,即根据本次调查,上海老年人中规律运动的人群 DHL 得分和合格率比不规律运动的人群高。

表 4 - 21　规律运动对上海老年人 DHL 的影响

| 是否规律运动 | 总例数 | eHEALS 量表结果,例数(百分比%) | | 统计量 | P 值 |
		不合格组 ($n=1080$)	合格组 ($n=330$)		
是	924	672(72.7)	252(27.3)	$\chi^2=22.379$	<0.001
否	486	408(84.0)	78(16.0)		

4.4.18　健康焦虑程度对上海老年人 DHL 的影响

根据表 4-22 的结果可知,经统计检验(P<0.05),健康焦虑程度对上海老年人 DHL 影响有统计学意义,即根据本次调查,上海老年人中重度焦虑和不焦虑的人群 DHL 得分和合格率较高。

表 4-22　健康焦虑程度对上海老年人 DHL 的影响

| 健康焦虑程度 | 总例数 | eHEALS量表结果,例数(百分比%) | | 统计量 | P 值 |
		不合格组(n=1080)	合格组(n=330)		
无	894	657(73.5)	237(26.5)		
轻度	234	204(87.2)	30(12.8)	Z=-2.782	0.005
中等	219	177(80.8)	42(19.2)		
重度	63	42(66.7)	21(33.3)		

这一结果和已有研究保持一致,但是值得关注的是,健康焦虑程度是一个比较主观的判定,没有客观指标,因此被调查的老年人群可能会存在对这一问题自我判断不符合客观实际的情况。

4.4.19　是否使用智能手机对上海老年人 DHL 的影响

根据表 4-23 的结果可知,经统计检验(P<0.05),是否使用智能手机对上海老年人 DHL 影响有统计学意义,即根据本次调查,上海老年人中使用智能手机的人群 DHL 得分和合格率比不使用智能手机的人群高。

表 4-23　使用智能手机对上海老年人 DHL 的影响

| 是否使用智能手机 | 总例数 | eHEALS量表结果,例数(百分比%) | | 统计量 | P 值 |
		不合格组(n=1080)	合格组(n=330)		
是	1281	957(74.7)	324(25.3)	χ^2=27.855	<0.001
否	129	123(95.3)	6(4.7)		

从调查结果中还可以发现,上海老年人智能手机的使用率高达

90.85%,这对 DHL 的提升很有帮助,同时还可以进一步推动近 10%的老年人逐步学会使用智能手机。

4.4.20 获取健康信息的途径对上海老年人 DHL 的影响

根据表 4-24 的结果可知,经统计检验($P<0.05$),获取健康信息的途径对上海老年人 DHL 影响有统计学意义,即根据本次调查,上海老年人中将电脑、医务人员和手机作为获取健康信息的途径排名 DHL 得分和合格率较高的前 3 位。

表 4-24　获取健康信息的途径对上海老年人 DHL 的影响

| 获取健康信息的途径 | 总例数 | eHEALS 量表结果,例数(百分比%) | | 统计量 | P 值 |
		不合格组 ($n=1080$)	合格组 ($n=330$)		
报刊杂志	33	27(81.8)	6(18.2)		
手机	735	549(74.7)	186(25.3)		
家人朋友	168	147(87.5)	21(12.5)		
广播电视	141	126(89.4)	15(10.6)	$\chi^2=91.081$	<0.001
电脑	39	9(23.1)	30(76.9)		
医务人员	198	144(72.7)	54(27.3)		
社区人员	33	27(81.8)	6(18.2)		
其他	63	51(81.0)	12(19.0)		

4.5　上海老年人 DHL 现状描述

4.5.1　基本情况

基于本研究的分析结果,上海老年人的 DHL 水平处于全国前列,本研究 eHEALS 量表总分均分为 23.55 ± 8.55 分,条目均分为 3.01 ± 1.14 分,在本次调查的全国排名为第 10 名。同全国同类 62 篇研究(均使用 eHEALS 量表)比较,该得分在全国排名较第 12 位,但上述研究得分均未达到 32 分,即未达到 DHL 合格的水平,说明当前我国老年人群 DHL 水平还不够理想,还有较大提升空间,DHL 水平(及格率)仅为 23.40%,和健康素养相比还有一定的差距,尤其是得分最低的三个项目,即题项 3、题项 7 和题项 8,分别跨越 eHEALS 量表的 3 个维度,反映出老年人在健康信息获取、识别和使用方面存在较大困难,需从应用能力、评判能力和决策能力全方位给予提升。

本课题研究 eHEALS 调查得分为 23.55±8.55,对比世界其他国家的研究文献结果,上海的老年人 DHL 水平在世界上并不处于领先地位,还需要加大 DHL 的培育和提升。

4.5.2　影响因素分析

本研究发现:学历、居住地、婚姻状况、居住状态、主要生活照顾者类型、退休前工作类型、主要经济来源、月收入、体检、规律运动、健康焦虑、使用智能手机和获取健康信息途径这 13 个因素会影响到老年人 DHL 的分数及合格率。

(1) 学历因素:现有研究表明:学历对于 DHL 有较大影响。老年人通常接触网络时间较晚,随着肢体感觉和视觉灵敏度下降,较之高学历老人,低学历老人更难适应网络平台复杂的操作流程和界面,更少使用互联网与医生交流个人健康、饮食、体重和活动等信息,以及下载使用电子健康信息,而学历越高的老人通常文化水平越高,更能吸收健康知识,践行健康理念,无论在获取、理解、评估还是健康信息应用上均优于学历较低的老人,以上结论与本研究观察结果一致。即根据本次调查,上海老年人中学历对于 DHL 有影响,即学历越高,DHL 得分和合格率越高。因此建议相关部门加强对于较高学历(高中及以上)老年人的健康教育和随访,聚焦医疗资源,提高服务效率。

(2) 居住地因素:根据本次调查上海老年人中居住地对于 DHL 有影响,即居住在城镇的老年人 DHL 得分和合格率较高。这一结论和以往的研究结果一致。

(3) 婚姻状况因素:根据本次调查上海老年人群婚姻状况对于

DHL 有影响,即单身的老年人 DHL 得分和合格率较高。

(4)居住状态因素:根据本次调查,上海老年人群其他居住状况,比如在养老院、与兄弟姐妹共同居住等方式的老年人 DHL 得分和合格率较高。

(5)主要生活照顾者类型因素:根据本次调查,上海老年人群由其他人照顾,比如医护人员、养老院人员或兄弟姐妹等,其 DHL 得分和合格率较高。

(6)退休前工作类型因素:根据本次调查,上海老年人群退休前从事管理或技术类工作的 DHL 得分和合格率较高。

(7)主要经济来源因素:根据本次调查,上海老年人群中以退休工资作为其主要经济来源的 DHL 得分和合格率较高。

(8)月收入因素:根据本次调查,上海老年人群月收入越高,其 DHL 得分和合格率较高。

(9)体检因素:根据本次调查,上海老年人中定期体检的人群 DHL 得分和合格率较高。同时已有的文献显示,定期体检的中老年人具有更高的健康素养,主要原因是其自我管理意识更好,体检后大部分老年人会进行疾病咨询或获取健康知识,从而提升自身健康水平。事实上,定期体检除了和健康理念等主观因素有关,医疗保障条件也是客观因素之一。拥有"居民医保、职工医保和公费医疗"等医疗保障的老年人体检意识更强,以及在国家"老年人免费体检"等健康政策的惠及下,老年人参与体检并从中获得相关知识和信息的行为得到强化,均有利于促进其 DHL 水平提升。以上结论和本研究结果充分吻合,提示管理部门需进一步加强对于"健康体检"的政策研究,开展更多惠及医疗保障不足或缺乏的老年群体的体检服务,为其提供更多健康促进机会。

(10)规律运动因素:根据本次调查,上海老年人中规律运动的人群 DHL 得分和合格率较高。

(11)健康焦虑因素:根据本次调查,上海老年人中重度焦虑和不焦虑的人群 DHL 得分和合格率较高。

（12）使用智能手机因素：根据本次调查，上海老年人中使用智能手机的人群 DHL 得分和合格率较高。

（13）获取健康信息途径因素：根据本次调查，上海老年人中将电脑、医务人员和手机作为获取健康信息的途径排名 DHL 得分和合格率较高的前 3 位。

　　总体上，上海市老年人在 DHL 方面有一定的基础，得分和合格率相对较高，老年人 DHL 发展稳步提升。国家及上海推出了一系列健康促进政策及健康规划，实施全民数字素养与技能提升行动，上海的老年人 DHL 取得积极进展，系统推进工作格局基本建立。数字健康资源供给更加丰富，数字健康学习体系初步构建，DHL 与技能发展环境不断优化。但是老年群体的 DHL 发展仍存在不足和缺陷，上海市促进健康老龄化面临的挑战中指出，老年人主动健康意识与能力有待提升，健康教育和健康促进需进一步加强[142]，这与上海的城市地位和健康素养水平不相符，仍需在技能提升和信息辨识能力上加强培训和引导。通过社会各界的共同努力，进一步提升老年人的 DHL，使其更好地享受数字化带来的健康红利。

5 多元主体参与老年人 DHL 培育行动路径

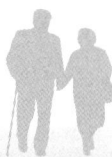

影响老年人 DHL 的因素主要包括以下几个方面：一是人口统计因素，教育程度对于老年人 DHL 的影响是最为明显的。不同年龄段的老年人获取数字健康信息行为也有差异，年龄越大，获取电子健康信息人数占比越低[143]。二是 DHL 相关知识和技能，对互联网的熟悉程度及使用前的学习是老年人成功获取数字健康信息的决定性因素，缺少 DHL 相关知识和技能是老年人获取电子健康信息的障碍[144]。三是对数字健康信息的可信性感知，信息承载渠道的多样化、传播形式的碎片化、用户参与的交互化，虽然拓展了信息来源、打破了时空界限，但由于快速更新和监管缺位，也给尚未深度融入数字社会的老年群体带来了不可预测和不可控制的挑战[145]。对线上健康信息的信任度直接影响了老年群体获取健康信息行为的积极性。

培养老年人 DHL 技能和知识，促进健康老龄化是世界卫生组织（WHO）的一项优先工作。2016 年 10 月，中共中央、国务院印发《"健康中国 2030"规划纲要》，纲要指出要全面建成统一权威、互联互通的人口健康信息平台，规范和推动"互联网＋健康医疗"服务，创新互联网健康医疗服务模式，持续推进覆盖全生命周期的预防、治疗、康复和自主健康管理一体化的国民健康信息服务。可见，提升全民健康信息素养是大势所趋。然而，老年人的 DHL 普遍较低。尽管小部分老年网民对微信、抖音等数字软件使用得心应手，但大多数老年人对数字功能板块仍缺乏认知和理解，尤其是健康科技产品。研究显示老年人

DHL 在健康信息获取能力、信息理解甄别能力、健康管理动力方面存在问题[44]。在推动医养结合的智慧养老模式进程中，数字媒体使用技能、健康信息选择和分享都成为不可忽视的重要前提[145]。如何提升老年人 DHL，是人口老龄化社会到来必须重视的问题，这一问题的解决对于推动"健康中国"规划纲要的实施亦具有重要意义。

　　解决老年人的 DHL 问题的办法有很多，但教育培训是解决这一问题最快速、最有效的方式。通常以自我效能模型、技术接受模型及社会依赖理论等为概念框架，通过传统课堂、基于混合教学和互动技术的培训、同伴协作学习、代际导师等方式来提升老年人的数字技术操作能力，减少其使用数字技术的焦虑与恐惧，提升自我效能感，增强使用数字技术管理健康的信心[146]。结合老年人 DHL 实际情况，本书从理论层面围绕宏观、中观、微观三个方面探讨老年人 DHL 培育各方参与主体作用，并在此分析基础上，创新性提出老年人 DHL 培育模型，旨在从技术层面解决老年人 DHL 培育的难点和障碍，切实为老年人 DHL 培育提供可操作性的方法和有效路径。

　　老年人 DHL 水平是多方面因素共同作用的结果，下面从国家宏观层面、社会中观层面和家庭及个人微观层面，探讨老年人 DHL 的培养路径。

5.1　宏观层面：国家应将 DHL 培育纳入老年教育

　　增加老年人的 DHL 技能和知识，使其熟悉、获取和利用数字健康信息和服务，促进老人对互联网健康信息的信任和使用，并使其能够对电子健康信息的可靠性做出评价[143]，开展老年人的 DHL 教育，是提升老年人 DHL 水平的有效途径。

5.1.1　为老年人 DHL 教育提供法律保障和政策支持

　　目前许多国家通过国家发展计划或国际合作方式开展电子健康项

目,如澳大利亚和新西兰制定了具体的电子健康(e-Health)战略。随着全球化发展、教育成本降低和互联网的潜在利益,我国也应考虑制定数字健康信息相关政策,从而为老年 DHL 教育工作提供政策保障[147]。政府相关部门要把老年人 DHL 作为老年工作的重要部分,单列财政预算,提供经费支持,为老年群体 DHL 教育提供可持续发展的学习机制和学习平台[148]。

同时,随着老龄化社会的到来,如何帮助老年人适应数字时代生活,以提升老年人生活质量,是全社会必须关注的共同问题。"信息无障碍"政策是摆脱生存性养老,向有意义的生活性养老迈出的重要一步。所谓"信息无障碍"政策是指所有人都能从信息技术和网络中获益,平等无障碍地利用信息技术获取信息、参与社会生活[149]。它能有效保障老年人、残疾人的在信息获取方面的利益。目前我国只有中国残疾人联合会网站、盲人数字图书馆网站等少数几个网站符合"信息无障碍"标准。目前,中国的"信息无障碍"政策在法律方面的保护文件很少,大多都是一些行业准则,真正有影响力的专门法律法规应该建立起来,政府应积极研发推出创新型老年信息业务,通过信息产业部门制定权威来保证无障碍业务的研发和推广,确保老年人等弱势群体能平等获取信息和接触新媒体。

当我们谈 DHL 教育这个话题时,必须认识到数字技术已深刻改变着教育,教育数字化已是大势所趋。数字化教育转型升级增加了教育活动的可能性、可塑性和创变性,但平等使用教育数字技术的权利、在教育数字管理中免受自动决策的权利、教育数字传播中对个人信息的保护等,形成了需要法律加以保护的具有真实理由的诉求[150]。因此,需要在法律层面确认公民教育数字权。公民教育数字权是指主体在使用数字化信息和网络工具的过程中自由、公平、普遍享有的受教育权利,以及关于教育数字的其他权利。对公民教育数字权的法律确认,可以最大限度地保障被"必然卷入"的教育主体的权益,缓解数字鸿沟对学习者发展权利的剥夺,规范学习者、教育者、教育机构、企业、国家等其他有关教育运行与发展的主体的数字行为。让受教育者有自由选择使用何种信息化手段获得哪些教育信息的权利,有公平享用数字技术的权利,任何有教育数字需求的公民,无论是处于各级各类学校中的常规学习者,还是社会中的自由学习者,或是老人、特殊儿童、贫困儿童等弱势群体,都应普遍地有机会、有途径接入教育数字技术,满足其受教育需求而不受排挤[150]。老年人由于身体器官功能下降、学习能力减退等,往往成为数字时代弱势群体,公民教育数字权的确立为老年人 DHL 教育提供了法律保障。

5.1.2　将老年教育纳入终身教育体系

《中共中央、国务院关于加强新时代老龄工作的意见》提出要完善老年人健康支撑体系,在城乡社区加强老年健康知识宣传和教育,提升老年人健康素养。提出将老年教育纳入终身教育体系,教育部门牵头研究制定老年教育发展政策举措,采取促进有条件的学校开展老年教育、支持社会力量举办老年大学(学校)等办法,推动扩大老年教育资源供给[151]。由此可以看出,我国正积极应对老龄化社会的到来,在政策上积极支持老年教育的开展。

但从整体来说,目前我国老年教育发展还存在诸多问题。比如师资力量上,缺少编制,多为兼职教师,流动性大,教师教学水平参差不齐;教学设备陈旧,教学资源不足,无法满足庞大的老年群体需求,出现媒体上报道的老人连夜排队报名老年大学课程的新闻。这一方面需要政府加大对老年教育的投入,确保师资队伍稳定,配套硬件设施完善,能提供大量的老年教育资源以满足日益增长的老年教育需求。同时,还要集全教育系统之力,聚全社会资源,推动老年教育发展,如发挥高等院校在计算机教育、数字健康教育等方面的优势,发动社区、社会组织加入老年教育,需要政府出台相关政策,支持和鼓励全社会都关注老年教育,确保老年教育之水"源源不断"。同时,尽管目前的老年大学(学校)大部分设有媒介素养相关课程,但课程内容单一,大多为休闲类,授课形式陈旧,大多以教师讲授(面授)为主。教育主管部门应根据老年人特点和需求,指导老年大学(学校)制订教学计划,优化课程设置,将数字素养、健康素养相关知识和技能培养纳入课程培养目标,切实提升老年人 DHL 水平。

5.2 中观层面:鼓励社会多元化力量参与老年人 DHL 教育

让老年人更好地适应数字时代生活,是全社会的责任,媒体、社区、企事业单位及社会组织,都要主动承担老年人 DHL 教育的社会责任。只有全社会都体现对老年人的关心、关怀,共同提升老年人数字素养和健康素养,才能让"银色浪潮"与"数字化浪潮"交融汇合,推动和谐社会的发展。

5.2.1 要开发"适老化"产品和服务,展现媒介关怀

针对老年群体在新媒体使用中因操作烦琐、软件易产生视觉疲劳和对软件内容不感兴趣,需要媒体展现能够解决老年歧视和提供有效信息的媒介关怀[152]。因此,设计出能满足老年人使用需求的技术设备和搭建符合老年人健康诉求的数字平台是老年人融入数字健康生活的关键[153]。智慧养老平台、产品的开发需符合"适老设计"原则,从有用、好用、用得起、持续使用、爱用 5 个方面综合考量[154],适应老年人生理、心理特征及媒体使用习惯,如加大字体、简化界面以缓解视觉疲劳;简化操作步骤,设置直观的功能分区和导航图以便搜索;减少专业词汇使用频率和繁杂数据,尽可能以图文并茂的形式和通俗易懂的语言表达以便老年人理解等。另外,平台运营商应加强在线健康信息质量把控,由专业人士定期审核和更新,及时清除存在误导性、不符合医学常识的内容,提升产品科学性和行业规范性[155]。DHL 水平低的群体往往更倾向于从被动或间接渠道获取健康信息,更愿意以一种不需要主动加工但互动性更强的形式了解健康信息。视频和直播等方式互

动性和代入性更强,更适合呈现一些多步骤、多流程的指导性信息,比如何使用可穿戴健康监测设备。这种信息形式相较于图文或文本更易于老年人理解和应用,多媒体信息形式势必会成为以往网络健康信息基础设施的必要补充[145]。同时,要注重传统媒体与新媒体相结合,通过多种渠道开设老年服务专栏,根据老年群体需求,对互联网相关知识、新媒体工具使用、最新的数字健康产品和服务等进行科普宣传,切实提升老年人 DHL。

同时,媒体宣传要抛弃对老年群体在数字化时代的刻板印象,避免对老年群体污名化的镜像呈现,积极报道老年群体中乐善好施、自强不息、积极向上的典型人物[148],宣传老年人的数字技能成果,发挥一些"老年网红"的积极示范效应[156],尽快还老年群体一个本真的社会面貌,从而拉近其与媒体的距离。

5.2.2　依托社区,为老年人参与提升 DHL 提供社会参与途径

在解决人口老龄化问题的过程中,社区(乡村)已成为一个关键要素。但目前很多社区(乡村)的养老水平还有待进一步提高,其往往停留在管理功能、服务功能、保障功能和安全稳定功能等基础功能的实现上,提高社区(乡村)成员的文明素质和文化修养的教育功能却尚未得以充分发挥。以普及度最高的老年活动中心为例,文艺室、棋牌室、乒乓球室、健身室里往往熙熙攘攘、热闹非凡,而书画室、阅览室却应者寥寥、冷冷清清[148]。社区工作人员应关心关注老年人在网络健康信息及服务方面的使用困难,通过社区志愿者等社会工作人员的力量,为老年人提供相关支持,帮助其解决网络健康信息与服务使用过程中的难题。同时,随着健康科技的多样化和革新,干预策略也要随之调整,比如增加可穿戴设备的科普介绍和试穿体验项目[145]。

社区(乡村)可组织现有的如具有一定数字媒介素养的返乡大学生,假期返乡的教师、大学生志愿者和部分学会(协会)的专业技术人员,有针对性地开展智能化产品的学习课程或讲座,并辅以录像、视

频、使用手册等手段强化学习效果,确保其学习专题化、专题系统化,突出此类学习培训的应用导向和问题导向。老年群体学习智能技术的目的在于应用,社区(乡村)工作者要积极主动联系当地老年大学或社区教育机构等,在搜集一些有针对性的线上课程的基础上,适当开设线下课程,做到线下线上相结合,切实提升老年群体使用智能技术产品的能力与水平,补齐老年人"数字学习"的社区教育短板[157]。同时,建议社区(乡村)工作人员可搭建老年人互助平台,将社区老年人分为若干互助小组,在社区活动室或活动场所,组织老年人学习健康信息和网络使用技能,充分营造互帮互助的氛围。在贴吧、论坛中分设"老年人聊天室",采用更适宜老年人的界面设计,发布一些老年人感兴趣的真实有效的社会新闻与话题,让老人们在聊天室中畅所欲言,鼓励他们参与社会事务的讨论。

5.2.3 发挥企事业单位、社会组织功能,激活老年教育潜能

企事业单位、社会组织应主动承担老年教育的责任,发挥各方优势,助力提升包括老年群体在内的全民 DHL。

在实施场合上,搭建学习、生活和工作的三个维度架构[158]。为方便学习,可以选择社区老年人活动中心、老年大学、养老院等老年人密集的机构或场所,为之提供师资和其他配套设施,但要分清主次(以社区老年人活动中心为主,老年大学和养老院为辅)、密切协同,形成"1+1>2"的效应。比如社区、养老院可以和老年大学合办老年人健康信息素养教育培训班,或者协商在老年大学的教学内容中融入健康信息素养提升方面的课程,三者的紧密合作可为老年人营造一个干净整洁、安静舒适的环境,可以减少他们在接受新知识时产生的不良情绪。

高等院校应发挥自身的智力资源优势,设立专项基金,探究老年群体向数字时代融入的内在机理及行动模式,加强相关领域人才的培养和输出;同时利用自身办学优势,主动创办老年大学,为老龄化社会承

担更多社会责任。

国外对于图书馆参与促进公众健康信息素养教育的实践经验非常丰富,美国健康科学图书馆联盟与其他组织合作,制定了有效的健康信息政策[159]。与国外相比,我国的图书馆参与健康信息素养教育的主体地位还没有确立起来[158]。社会可利用图书馆等公共资源,开展"银龄科普"等公益活动,加大信息服务机构的宣传力度,加强信息弱势群体的数字素养,引导教会信息弱势群体使用数字设备,帮助信息弱势群体提升其健康素养,引导信息弱势群体通过多种方式获取健康信息[160]。

美国公共图书馆在健康信息素养教育方面的做法值得我们借鉴。一项对 2020—2021 年间美国 182 所星级公共图书馆的调研发现,70% 以上的图书馆都针对美国居民普遍存在的健康问题和本地居民的健康情况设置系列化的预防和治疗信息课程[161]。这些公共图书馆除了加强与医学类专业图书馆合作外,还加强与医疗健康类企业和医院等机构的合作,并广泛吸引具有医疗专业知识的志愿者参与图书馆信息素养教育。美国公共图书馆非常重视健康信息素养教育评估,以确保其健康信息素养教育质量和成效。目前在经费并不充足的情况下,我国公共图书馆要提供高质量的服务,就必须走集约化道路,针对重点健康群体、重点疾病、关键年龄段开展健康信息素养教育项目,如针对老年人应重点加强心脑血管疾病预防和治疗、心理健康知识专题信息的普及教育。同时,公共图书馆可以纸质馆藏和数字馆藏为依托,开设数字素养相关专题讲座、培训班等。

5.3 微观层面:家庭"数字反哺",老年人主动提升

在微观层面,老年人 DHL 提升主要依靠家庭中子代的"反哺"和老年人自身的学习。

5.3.1 家庭积极进行"数字反哺"

在青少年"数字原生代"所引领的新媒体浪潮中,老年人被日益边缘化,社会和家庭对老年人的刻板印象严重影响了数字媒介在老年群体中的推广[162]。此外,老年人对数字媒体设备的使用主要依赖于身边亲友,如果亲友不支持或极少提供技术帮助,老年人的使用积极性也会大打折扣[163]。家庭作为老年群体数字素养提升的主要场所,应大力倡导家庭内部的"数字反哺",通过媒体宣扬、学校教育、社区传播,从文化上引导晚辈们辅导老年群体合理使用数字媒体。代际之间的支持不仅仅是经济上的帮扶和生活上的照应,还应包括共同的学习经验和生活体验[156]。研究发现,在家庭"数字反哺"中,子代在数字反哺过程中往往会以保护老人信息安全为首要考量,针对老年人实际情况采取保守反哺策略,如代理操作、陪同操作等,在数字媒体的海量信息与老年人之间建立缓冲地带,一定程度上避免老年群体陷入虚假信息的陷阱,但对老年人的信息素养提升较为有限[164]。这就需要子代在与老人交往过程中要更细心、耐心。授人以鱼,不如授人以渔。通过家庭的媒介文化和技能反哺,提升老年人获取信息、甄别信息和利用信息的能力,提升老年人在数字时代的自我效能感。

5.3.2 老年人主动提升

无论是政府支持、社会重视还是家庭反哺,老年群体的 DHL 提升关键还在于老年人主体的积极参与。老年人要摒弃"老而无用"的观念。随着年龄增大,反应灵敏度降低、视力下降、容易疲劳等,容易让老年人出现"大不如前"的感觉,加上数字化和智能化飞速发展,新兴数字化和智能化产品层出不穷,容易让老年人有跟不上时代的挫败感,从而缺乏提升数字素养和健康素养的主动性和积极性。老年群体应该有主动求变、求学的意识,所谓"活到老,学到老",时代在变,知识也在变,需要我们不断更新知识结构,才能适应时代的发展。老年人要自觉学习使用互联网、新媒体工具和数字健康设备等,以获取和利用大量有用的信息。老年群体提升数字健康素养应遵循"自知—自信—自律—自然"规律通过科学的测评了解自身已具备能力的优势与短板,在不断的学习与实践中体验、内化与感悟健康数字化社会环境对个体素养能力所带来的挑战与新要求,进而在"自知"渐进中提升自身的自信心与责任感[165]。

　　总之,老年人不是社会负担,而是社会资源。通过 DHL 培育与提升,让他们更有信心面对数字化的老年生活,真正实现老有所学、老有所为、老有所乐。老年人 DHL 培育与提升是一个系统工程,需要国家、社会、市场、家庭和个人等多方共同努力。

6 老年人 DHL 培育服务体系模型构建

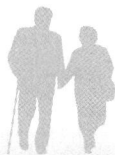

有了多方主动参与，协同发力，老年人 DHL 整体水平才可能不断提升。但在施教过程中，也要注意方法科学，措施得当，避免做无用功，甚至起到反作用。本研究在前人研究基础上，通过反复实践操作，逐步完善，创新性构建了以个性化、实践性、反馈性、支持性为特点的老年人 DHL 培育模型。该模型是一个综合性的框架，旨在指导和评估老年人 DHL 的提升过程。它结合了老年人的特点、数字健康服务的需求以及提升 DHL 的关键要素，为构建有效的 DHL 培育服务体系提供了理论基础和实践指导。

6.1 模型构建路径与方案设计

6.1.1 模型构建路径

老年人 DHL 培育服务体系构建大致可分为以下几个步骤。

（1）需求分析：通过调研和访谈等方式，深入了解老年人的数字健康素养现状和需求，为服务体系的构建提供依据。

（2）资源整合：整合政府、医疗机构、技术提供商、社区组织等多方资源，形成合力，共同推动老年人 DHL 提升工作。

（3）服务设计：基于需求分析结果，设计针对性的教育和培训服务，包括课程内容、教学方式、实践环节等。

（4）实施与评估：按照服务设计开展教育和培训活动，并定期评估服务效果，收集老年人反馈，及时调整和改进服务策略。

（5）持续优化：根据服务效果评估和老年人反馈，持续优化服务内容和方式，提高服务质量和效率。

通过以上构建路径，可以逐步构建起一个全面、个性化、实践性、支持性和可持续的老年人数字健康素养培育服务体系，帮助老年人提高数字健康素养水平，更好地利用数字工具进行健康管理。

6.1.2　模型具体方案设计

（1）明确培训目标，例如提升老年人的基础数字技能、健康信息识别能力以及数字健康工具的应用能力等。确保目标与老年人的实际需求紧密相关。

（2）培训内容包括以下几个方面：①基础数字技能培训，包括智能手机和平板电脑的基本操作、网络连接和安全使用及常用应用的下载和使用（如社交软件、浏览器等）；②健康信息识别能力培训，包括如何识别和评估健康信息的真伪和来源、理解健康数据及其意义及学会从可靠的渠道获取健康信息；③数字健康工具使用培训，包括健康管理软件的使用（如记录血压、血糖等）、远程医疗平台的使用（如在线咨询、预约挂号等）及其他与健康相关的数字工具和应用。

（3）培训形式多样。①面对面培训：组织培训课程或工作坊，由专业人员进行现场教学和指导；提供实际操作机会，让老年人亲身体验和练习。②在线远程培训：利用在线平台，如视频教程、在线讲座等，方便老年人随时随地学习；注重提供互动环节，如在线问答、讨论区等，鼓励老年人积极参与和交流。③小组辅导：组织老年人成立学习小组，相互学习和分享经验，发挥老年人的学习主动性和积极性；设立小组导师或志愿者，提供必要的帮助和指导。

（4）培训时间与地点的选择要考虑方便老年人参加。时间上考虑老年人的作息时间，选择适合的时间段进行培训；提供多种培训地点选择,如社区中心、老年活动中心、图书馆等,方便老年人参加。

(5)评估与反馈。①培训效果评估:通过测试、问卷调查等方式,评估老年人的学习成果和培训效果。②反馈收集:积极收集老年人对培训方案的反馈意见,了解他们的需求和建议,以便不断完善和优化培训方案。

(6)持续支持。在培训结束后,提供持续的支持和帮助,如设立热线电话、在线支持平台等,确保老年人在使用过程中遇到问题时能够得到及时的解答和指导。

6.2　模型基本结构

老年人的 DHL 培育模型是一个结构化的框架,它详细描述了如何提升老年人的 DHL,并考虑了影响该过程的多个因素。该模型包括基础层、评估层、教育层、实践层、反馈层和支持层,是一个完整的系统。

基础层代表老年人的基本信息和技术能力,包括年龄、教育背景、健康状况、技术接受度、现有数字技能等。

评估层是在提供提升服务之前,通过问卷调查、观察、测试等方式,对老年人的 DHL 进行评估,以确定他们的当前水平和需求。

教育层是基于评估结果,为老年人提供定制化的数字健康教育和培训,包括基本的数字技能培训、健康信息识别能力培训以及如何使用数字工具进行健康管理等。

实践层是在接受了教育和培训后,老年人需要在日常生活中实践这些技能,可能涉及使用数字工具进行健康监测、管理健康数据、与医生进行在线沟通等。

反馈层指的是老年人在使用数字工具时,应能够获得及时的反馈,以便他们了解自己的表现和改进的空间,同时,服务提供者也应收集老年人的反馈,以改进教育和培训内容。

支持层包括为老年人提供的各种支持,如技术支持、心理支持、社区支持等,这些支持可以帮助老年人更好地使用数字工具,提高他们的 DHL。

6.3 模型主要内容

根据方案设计,老年人的 DHL 提升模型的核心组成如下。

(1)老年人特点与需求分析。考虑老年人的年龄、健康状况、技术水平、学习习惯等因素,理解他们在数字健康方面的特殊需求和挑战。通过调研和访谈,深入了解老年人对数字健康服务的需求和期望,如健康信息管理、在线咨询、远程医疗等。

(2)DHL 定义与评估。明确 DHL 的内涵,包括数字技能、健康信息识别能力、数字健康工具使用等方面。通过定性和定量方法,评估老年人的 DHL 水平,识别提升的关键领域和潜在障碍。

(3)服务体系构建与优化。根据老年人需求和 DHL 评估结果,设计针对性的服务内容,如培训课程、健康信息咨询、技术支持等。采用线上和线下相结合的方式,提供灵活多样的服务方式,以满足不同老年人的需求。定期评估服务效果,收集用户反馈,及时调整和改进服务策略和内容,确保服务的有效性和可持续性。

(4)合作伙伴关系建立。与政府、医疗机构、社区组织等建立合作关系,共同推动老年人的 DHL 提升工作。同时与私营企业、非营利组织等建立合作关系,共同提供多元化的服务和资源。

(5)技术创新与应用。利用新技术和工具,创新服务方式和方法,提升服务的便捷性和高效性。将创新技术应用于老年人的 DHL 提升服务中,通过示范项目和案例分享,推动技术的广泛应用和普及。

(6)政策支持与法规保障。出台相关政策,支持老年人的 DHL 提升服务的发展,包括资金扶持、税收优惠等。完善数字健康服务相关的法规,保护老年人的合法权益,规范服务提供者的行为。

通过综合运用这些核心组成部分,老年人的 DHL 提升模型可以指导构建一个全面、系统、可持续的服务体系,有效提升老年人的 DHL 水平。同时,该模型也强调了多方参与和合作的重要性,包括政府、医疗机构、技术提供商、社会组织以及老年人自身等各方共同努力,共同推动老年人 DHL 的提升。

6.4 模型主要特点

此模型结构完整,全面系统,具有个性化、实践性、反馈性和支持性的特点。

(1)个性化:该模型强调根据老年人的个体差异提供定制化的教育和培训。

(2)实践性:该模型强调老年人需要在实践中提升 DHL,而不仅仅是接受理论教育。

(3)反馈性:该模型强调提供及时的反馈,以帮助老年人了解自己的表现和改进空间。

(4)支持性:该模型强调为老年人提供全面的支持,包括技术支持、心理支持、社区支持等,以帮助他们更好地使用数字工具。

6.5 模型实践与操作

培训和辅导效果如何直接关乎该模型在实践层面实施的有效性,因此,要特别关注培训和辅导的操作。

6.5.1 培训内容设计

培训内容包括基础数字技能、健康信息识别能力、数字健康工具使用等方面内容。

基础数字技能培训主要教授老年人如何使用智能手机、平板电脑等基础设备,包括开关机、基本操作、网络连接等。健康信息识别能力培训主要教育老年人如何识别和理解健康信息,包括识别信息来源的可靠性、区分真假信息、理解健康数据的意义等。数字健康工具使用培训主要教授老年人如何使用数字健康应用,如健康管理软件、远程医疗平台等,进行健康监测、数据记录和管理等。

6.5.2　培训形式与方法

根据实际情况,培训可采用多样化培训形式,可以是面对面的方式,也可以是远程教学,而在学习过程中应引导老年人进行自助,通过小组辅导的方式加强交流。

面对面培训主要通过组织培训课程、工作坊等形式,与老年人进行面对面的交流和指导,解决他们在使用过程中遇到的问题。远程培训是利用在线平台,如视频教程、在线讲座等,为老年人提供远程培训服务,方便他们随时随地进行学习。小组辅导就是组织老年人成立学习小组,通过互相交流、分享经验,共同提高 DHL。

6.5.3　培训辅导中的注意事项

(1) 培训中充分考虑个体差异,根据老年人的年龄、健康状况、技术水平等个体差异,提供个性化的培训和辅导服务,提高实效。

(2) 注重实践操作,在培训过程中,注重让老年人进行实践操作,通过实际操作来巩固所学知识和技能。

(3) 提供持续支持,在培训结束后,提供持续的支持和帮助,包括解答疑问、提供技术指导等,确保老年人能够顺利使用数字健康工具。

6.5.4　培训效果评估与反馈

注重对培训效果的评估,有利于总结经验,发现问题,在实践中不断改进,从而不断完善模型建构。一是注重培训效果评估,通过测试、问卷调查等方式,评估老年人在培训后的 DHL 提升情况,以便及时调整培训策略。二是做好收集反馈，积极收集老年人对培训和辅导的反馈意见，了解他们的需求和问题，为改进服务和提高培训质量提供依据。

老年人 DHL 的培训与辅导需要从培训内容、形式、方法等多个方面入手，同时注重个体差异、实践操作和持续支持，以确保培训效果的最大化。通过有效的培训与辅导，可以帮助老年人提高 DHL 水平，更好地利用数字工具进行健康管理。

7 老年人 DHL 提升随机对照研究

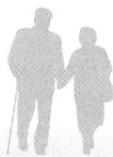

本研究采用随机对照试验方法,将研究对象分为线上干预组(简称线上组)、线下干预组(简称线下组)和对照组,对比不同干预的作用效果,探讨提升老年人 DHL 的有效路径。

7.1 研究方法

7.1.1 对象与分组

(1) 研究对象:鉴于研究设计采取随机化分组,线下组需要老人集中参加线下学习,线上组要求老人独立完成在线培训,考虑到前期研究发现 80 岁以上老人因行动不便参加研究的占比较低,不会使用智能手机的老人无法顺利完成在线学习,故纳入标准为:①年龄在 60～79 岁;②知情同意,自愿参与本研究;③能理解问卷及量表所述内容,可以自行或在研究者的指导下填写问卷;④能够使用智能手机。排除标准为:①年龄≥80 岁;②无法知情同意;③不能理解问卷内容;④不会使用智能手机。研究时间:2024 年 4 月 1 日至 4 月 30 日。本研究已获上海健康医学院医学伦理委员会批准(伦理批件号 2024 - 23692112100 - TWXX - 5201031976080400034),所有研究对象均须签署知情同意书。研究地点为社区医院,招募方式包括医生推荐、门诊宣传和病房宣传等方式。

（2）样本与分组：本研究采用探索性随机对照试验，按照2024年4月1日至4月30日上海市某2个社区医院可以招募到的实际人数作为研究样本，由两个研究中心共同完成，通过 SPSS 软件生成随机数字，将受试对象等分为3组：对照组、线上组和线下组，每名研究对象均需完成基线调查和终点调查，线上组和线下组还需完成120分钟 DHL 提升培训。最终招募125人，随机分配120人，对照组入组40人，线上组入组39人，线下组入组41人。所有受试者均完成随机对照研究（详见图7-1）。

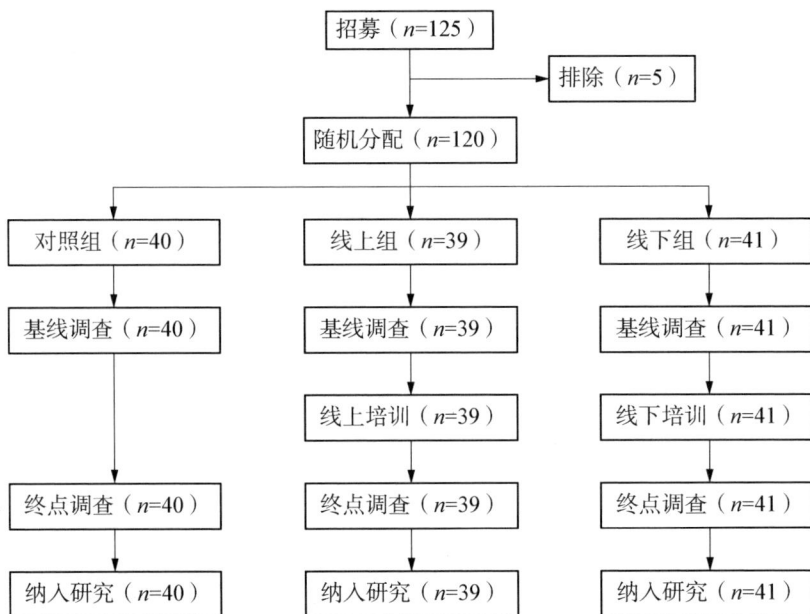

图 7-1　老年人 DHL 提升随机对照研究受试者流程图

7.1.2　评估工具

（1）一般资料调查表：由研究者自行设计，包括人口学特征（性别、年龄、BMI、学历、婚姻状况、居住状态、主要照顾者）、社会经济（工作类别、经济来源、个人收入）、疾病与健康（慢性病、残疾、体检、吸烟、饮酒、运动、健康心理)、网络资源获取(智能手机使用、健康信息获取来源)。

(2) DHL 调查表:采用目前国内外广泛使用的 eHEALS 量表。英文版由 Norman 等编制[18],汉化量表由郭帅军等翻译成中文[67],采用 Likert 5 级评分(1 分为"非常不相符",5 分为"非常相符"),总分 8～40 分,得分越高说明 DHL 水平越高[18]。eHEALS 汉化量表共计 8 个问题,分为网络健康信息与服务应用能力(题项 1～5)、评判能力(题项 6～7)和决策能力(题项 8)三个维度。本研究中,eHEALS 量表 Cronbach's α 系数为 0.976,提示信度较好。

7.1.3　干预方式

本课题前期研究结果显示:上海市老年人 eHEALS 量表总分均分为 24.12±8.43 分,未达到 32 分合格水平。其中得分最低的三个题项为:我知道如何上网查找有用的健康资源信息(2.96±1.19);我能够区分网络上高质量和低质量的健康资源信息(2.96±1.12);我对应用网络健康信息做出健康相关决定充满自信(2.90±1.09),提示老年人在健康信息获取、识别和使用方面存在较大困难。据此,本研究阶段针对上述问题,经过文献调研和专家论证,同时结合课题组前期研究结果,围绕"如何查找健康资源信息、如何区分健康资源信息质量、如何自信做出健康信息决定"三个维度开展线上或线下 DHL 提升培训。

(1) 线下培训组:采取线下讲座＋现场实操答疑的方式。组织 3 次线下培训,每次 40 分钟,共计 120 分钟,分别介绍常见数字健康工具使用、健康信息获取与评估、健康决策建立等知识和技能,同时结合具体任务进行分组练习。3 次培训内容如下。

第一次培训:手机上网与健康资源探索。内容包括:手机上网基础操作简介、健康相关 APP 的推荐与使用、搜索技巧与关键词策略。小组学习以手机基础设置和常用功能实操练习为主,并分组分享健康信息搜索经验。

第二次培训：健康资源质量的鉴别。内容包括：高质量与低质量健康信息的特征、权威网站与资源的识别方法、谣言与误区的辨识技巧。小组学习以真实案例讨论为主，提供一篇有争议的健康文章，练习鉴别其真实性和可靠性。

第三次培训：健康决策自信的建立。内容包括：制定个人健康目标的方法、决策分析工具与策略分享、增强自信的技巧与实践。小组学习通过角色扮演模拟健康状况评估与决策过程，帮助老年人克服决策中的心理障碍和困惑。

（2）线上培训组：采取观看视频＋在线互动咨询答疑的方式。推送 3 次培训视频，每次 40 分钟，共计 120 分钟，在线视频内容同线下培训内容，同时设立开展在线互动平台，包括答疑咨询、任务练习、案例讨论、经验分享咨询等，研究者随时在线解答老年人的问题并及时帮助解答老年人的问题。

（3）干预质控：为确保干预方式顺利实施，并获得准确、可靠的研究结果，本研究主要从以下方面进行质控：①核查和随访。每个中心建立研究档案，包括随机表、受试者随访登记表、告知书和各组研究方案，课题组采取现场核查和电话随访方式，对于受试者知情同意情况、各中心随机化入组流程进行质控，确保干预方式按照既定方案执行。②培训和讲者。撰写脚本式培训教案，统一线上、线下培训内容，包括知识点、案例分析、实操任务等；选取同一讲者进行培训，培训之前组织试讲，并由课题组集体评议，确保培训内容的标准化和同质化。③监督和反馈。线上培训通过互动平台实时了解受试者学习进度、参与度及问题困难；线下培训安排课题组成员旁听并全程记录培训过程。线上、线下培训结束后均及时复盘，分析、制订改进计划。

7.1.4 数据收集与分析

所有问卷量表信息均通过问卷星收集，经数据清洗后，采用 SPSS

26.0 软件进行统计分析。计量资料以中位数和四分位间距表示，计数资料以频数和率表示，基线比较采用卡方检验、Fisher 确切概率法，干预前后不同组别之间的 eHEALS 评分比较采取 K 个独立样本的非参数检验，以 $P<0.05$ 为差异具有统计学意义。

7.2　研究结果

7.2.1　基线资料

三组研究对象在性别、年龄、BMI、学历、婚姻状况、主要照顾者、退休前工作类别、经济来源、个人月收入、是否有慢性病、是否定期体检、是否吸烟、是否饮酒、是否规律运动、健康焦虑程度方面差异无统计学意义（$P>0.05$）。如表 7-1 所示。

表 7-1　研究对象一般资料

指标	总例数及所占比例(%)	对照组 (n=40)	线上组 (n=39)	线下组 (n=41)	统计量	P 值
性别					$\chi^2=1.1688$	0.586
男	34(28.3)	9(22.5)	13(33.3)	12(29.3)		
女	86(71.7)	31(77.5)	26(66.7)	29(70.7)		
年龄(岁)					$\chi^2=0.774$	0.699
60~69	67(55.8)	21(52.5)	24(61.5)	22(53.7)		
70~79	53(44.2)	19(47.5)	15(38.5)	19(46.3)		
BMI					$\chi^2=0.445$	0.818
正常	74(61.7)	23(57.5)	25(64.1)	26(63.4)		
异常	46(38.3)	17(42.5)	14(35.9)	15(36.6)		
学历					$\chi^2=4.902$	0.303
初中及以下	48(40.0)	19(47.5)	11(28.2)	18(43.9)		
高中或职高	43(35.8)	12(30.0)	15(38.5)	16(39.0)		
大学及以上	29(24.2)	9(22.5)	13(33.3)	7(17.1)		

（例数及所占比例(%)）

（续表）

指标	总例数及所占比例(%)	例数及所占比例(%) 对照组 (*n*=40)	线上组 (*n*=39)	线下组 (*n*=41)	统计量	*P* 值
婚姻状况					Fisher=1.822	0.449
单身	7(5.8)	1(2.5)	2(5.1)	4(9.8)		
已婚	113(94.2)	39(97.5)	37(94.9)	37(90.2)		
主要照顾者					χ^2=3.913	0.149
自己	77(64.2)	22(55.0)	24(61.5)	31(75.6)		
家人	43(35.8)	18(45.0)	15(38.5)	10(24.4)		
退休前工作类别					χ^2=5.795	0.219
管理类	42(35.0)	16(40.0)	13(33.3)	13(31.7)		
技术类	36(30.0)	7(17.5)	16(41.0)	13(31.7)		
其他	42(35.0)	17(42.5)	10(25.6)	15(36.6)		
经济来源					Fisher=1.033	0.659
退休工资	112(94.3)	36(90.0)	37(94.9)	39(95.1)		
他人赡养	8(5.7)	4(10.0)	2(5.1)	2(4.9)		
个人月收入(元)					χ^2=3.590	0.473
<3 000	16(13.3)	6(15.0)	3(7.7)	7(17.1)		
3 000~4 000	28(23.3)	12(30.0)	9(23.1)	7(17.1)		
>4 000	76(63.3)	22(55.0)	27(69.2)	27(65.9)		
是否有慢性病					χ^2=1.859	0.389
是	77(64.2)	28(70.0)	26(66.7)	23(56.1)		
否	43(35.8)	12(30.0)	13(33.3)	18(43.9)		
是否定期体检					χ^2=3.479	0.196
是	103(78.28)	35(87.5)	36(92.3)	32(78.0)		
否	17(21.72)	5(12.5)	3(7.7)	9(22.0)		
是否吸烟					χ^2=1.086	0.914
是	22(18.3)	7(17.5)	8(20.5)	7(17.1)		
否	98(81.7)	33(82.5)	31(79.5)	34(82.9)		
是否饮酒					χ^2=0.956	0.618
是	20(10.98)	8(20.0)	7(17.9)	5(12.2)		
否	100(89.02)	32(80.0)	32(82.1)	36(87.8)		
是否规律运动					χ^2=2.032	0.384

（续表）

指标	总例数及所占比例(%)	总例数及所占比例(%)			统计量	P 值
		对照组 ($n=40$)	线上组 ($n=39$)	线下组 ($n=41$)		
是	94(65.87)	34(85.0)	28(71.8)	32(78.0)		
否	26(34.13)	6(15.0)	11(28.2)	9(22.0)		
健康焦虑程度					$\chi^2=7.563$	0.110
不焦虑	67(55.8)	22(55.0)	17(43.6)	28(68.3)		
轻度程度	34(28.3)	9(22.5)	16(41.0)	9(22.0)		
重度程度	19(15.8)	9(22.5)	6(15.4)	4(9.8)		

7.2.2 干预前后 eHEALS 总评分比较

干预前，对照组、线上组、线下组 eHEALS 总评分分别为 21.38±
7.533、24.31±10.224、19.49±7.246，鉴于三组 eHEALS 总评分不
符合正态分布和方差齐性，采用 K 个独立样本的非参数检验，结果显
示 3 组之间无显著性差异（$P>0.05$）。干预后，三组总评分分别为
21.95±4.987、27.90±8.747、36.80±3.227，三组之间存在显著性差
异，且线上组和线下组均高于对照组，线下组高于线上组（$P<0.05$，详
见表 7-2）。

表 7-2 三组总评分差异性比较

eHEALS 总评分	分组	N	总评分(x±S)	总评分 P50(P25～P75)	H 值	P 值	多重 比较 (Adj. P 值)
干预前	a 对照组	40	21.38±7.533	20.00(16.00～29.50)	4.609	0.100	/
	b 线上组	39	24.31±10.224	24.00(17.00～33.0)			
	c 线下组	41	19.49±7.246	20.00(15.00～25.50)			
干预后	a 对照组	40	21.95±4.987	22.00(19.00～24.00)	57.704	0.000	c>a (0.000)
	b 线上组	39	27.90±8.747	26.00(22.00～37.00)			c>b (0.000)
	c 线下组	41	36.80±3.227	37.00(34.00～40.00)			b>a (0.005)

7.2.3 干预前后各题项 eHEALS 评分比较

非参检验提示:干预前,eHEALS 量表的 8 个题项中有 2 个题项,即"我知道从网络上可以获取哪些健康资源信息"和"我知道如何利用获取的网络健康资源信息帮助自己"的评分存在统计学差异($P <$ 0.05,见表 7 - 3)。为消除基线干扰,将三组各题项干预前后的 eHEALS 评分差值作为观察指标,进行 K 个独立样本的非参数检验,结果发现:8 个题项评分的差值均存在显著性差异($P <$0.05),且线下组每个题项的评分差值均高于对照组和线上组($P <$0.05),而线上组和对照组之间无统计学差异($P >$0.05),详见表 7 - 3、表 7 - 4。

表 7 - 3 干预前各题项 eHEALS 评分比较

指标	组别	N	各题项评分 P50(P25~P75)	H 值	P 值
1. 我知道从网络上可以获取哪些健康资源信息	a 对照	40	3.0(2.0~4.0)	8.797	0.012
	b 线上	39	3.0(3.0~4.0)		
	c 线下	41	2.0(2.0~3.0)		
2. 我知道从网络上哪些地方可以获取有用的健康资源信息	a 对照	40	3.0(2.0~3.75)	1.247	0.536
	b 线上	39	3.0(2.0~4.0)		
	c 线下	41	2.0(2.0~3.0)		
3. 我知道如何上网查找有用的健康资源信息	a 对照	40	2.0(2.0~3.0)	3.909	0.142
	b 线上	39	3.0(2.0~5.0)		
	c 线下	41	2.0(1.5~3.0)		
4. 我知道如何利用网络来解答自己的健康问题	a 对照	40	2.5(2.0~3.75)	4.438	0.109
	b 线上	39	3.0(2.0~4.0)		
	c 线下	41	3.0(2.0~4.0)		
5. 我知道如何利用获取的网络健康资源信息帮助自己	a 对照	40	3.0(2.0~4.0)	9.049	0.011
	b 线上	39	3.0(2.0~4.0)		
	c 线下	41	2.0(2.0~3.0)		
6. 我具备评价获取的网络健康资源信息好坏的能力	a 对照	40	3.0(2.0~4.0)	4.794	0.091
	b 线上	39	3.0(2.0~4.0)		
	c 线下	41	2.0(2.0~3.0)		
7. 我能够区分网络上高质量和	a 对照	40	3.0(2.0~4.0)	1.933	0.380

（续表）

指标	组别	N	各题项评分 P50（P25～P75）	H 值	P 值
低质量的健康资源信息	b 线上	39	3.0（2.0～4.0）		
	c 线下	41	2.0（2.0～3.0）		
8. 我对应用网络健康信息做出健康相关决定充满自信	a 对照	40	2.0（2.0～4.0）	3.054	0.217
	b 线上	39	3.0（2.0～4.0）		
	c 线下	41	2.0（2.0～3.0）		

表 7-4　干预前后各题项 eHEALS 评分差值的比较

指标	分组	N	评分差值 P50（P25～P75）	H 值	P 值	多重比较（Adj. P 值）
1. 我知道从网络上可以获取哪些健康资源信息	a 对照	40	0.00（−1.00～1.00）			c＞a（0.000）
	b 线上	39	0.00（−1.00～2.00）	49.408	＜0.001	c＞b（0.000）
	c 线下	41	2.00（1.50～3.00）			a＝b（1.000）
2. 我知道从网络上哪些地方可以获取有用的健康资源信息	a 对照	40	0.00（−1.00～1.00）			c＞a（0.000）
	b 线上	39	0.00（−1.00～2.00）	44.134	＜0.001	c＞b（0.000）
	c 线下	41	2.00（1.00～3.00）			a＝b（0.406）
3. 我知道如何上网查找有用的健康资源信息	a 对照	40	0.00（0.00～1.00）			c＞a（0.000）
	b 线上	39	0.00（−1.00～2.00）	38.559	＜0.001	c＞b（0.000）
	c 线下	41	2.00（1.50～3.00）			a＝b（1.000）
4. 我知道如何利用网络来解答自己的健康问题	a 对照	40	0.00（−1.00～1.00）			c＞a（0.000）
	b 线上	39	0.00（0.00～1.00）	47.530	＜0.001	c＞b（0.000）
	c 线下	41	2.00（1.00～3.00）			a＝b（0.854）
5. 我知道如何利用获取的网络健康资源信息帮助自己	a 对照	40	0.00（−1.00～1.00）			c＞a（0.000）
	b 线上	39	0.00（0.00～2.00）	59.879	＜0.001	c＞b（0.000）
	c 线下	41	2.00（2.00～3.00）			a＝b（0.496）
6. 我具备评价获取的网络健康资源信息好坏的能力	a 对照	40	0.00（−1.00～1.00）			c＞a（0.000）
	b 线上	39	0.00（−1.00～2.00）	47.176	＜0.001	c＞b（0.000）
	c 线下	41	2.00（1.50～3.00）			a＝b（0.871）

（续表）

指标	分组	N	评分差值 P50(P25～P75)	H 值	P 值	多重比较 （Adj. P 值）
7. 我能够区分网络上高质量和低质量的健康资源信息	a 对照	40	0.00(−1.00～1.00)			c>a(0.000)
	b 线上	39	0.00(−1.00～2.00)	20.562	<0.001	c>b(0.007)
	c 线下	41	2.00(0.50～3.00)			a=b(0.549)
8. 我对应用网络健康信息做出健康相关决定充满自信	a 对照	40	0.00(−0.75～1.00)			c>a(0.000)
	b 线上	39	0.00(0.00～2.00)	46.947	<0.001	c>b(0.000)
	c 线下	41	2.00(1.50～3.00)			a=b(0.184)

7.3 讨论

7.3.1 线上教育和线下教育均可能有助于提升老年人数字健康素养

本研究围绕"如何查找健康资源信息、如何区分健康资源信息质量、如何自信做出健康信息决定"三个维度，开展线上或线下 DHL 提升培训，结果发现：干预后线上组和线下组的 eHEALS 量表总分均有所提升，且较对照组具有统计学意义。线上组总分为 27.90±8.747 分，线下组总分为 36.80±3.227，两组得分均高于袁程对于上海市 4 个辖区 1061 例中老年居民的调查结果（总分 27.62±8.57 分）[40]；根据既往研究等对于 DHL 合格水平的划分标准（总分≥32 分为合格，<32 分为不合格）[68-79]，线下组总分>32 分，甚至已经达到了合格水平。以上结果证明：采取针对性的教育培训，无论线上还是线下培训形式，均可能有助于提升老年群体的 DHL 水平，可能成为帮助老年人更好适应信息化社会的有效路径之一。伍麟等认为，数字健康素养并非静态的，而是一种可以通过教育和培训进行提升的能力，通过实施专门的网络健康素养提升培训项目，在一定程度上能够改善老年人的网络健康信息搜寻、加工能力，并能产生一定的延续效应，进一步为本研究结果提供了理论依据[145]。因此,建议管理部门重视老年人 DHL 教育,制定专门的提升计划,提供简单易用的数字健康资源和设备支持,开展线上线下全方位教育,同时加强健康信息监管,帮助老年人及时分辨虚假健康信息。

7.3.2 线下教育的培训效果优于线上教育

多组比较结果提示,无论是 eHEALS 量表总分还是单项得分差值,线下组得分均高于线上组,且均具有统计学意义。鉴于两组干预方式已从培训设计、培训内容、培训人员方面进行了标准化、同质化质控,产生不同培训效果的主要原因可能与下列 5 点因素有关。①学习氛围和同群效应。线下培训营造了一个集体学习的氛围,老年人可以在小组学习中相互支持、相互鼓励,共同解决问题,这种内含信息传递机制、社会学习机制、从众机制以及攀比机制的同群效应有助于提高老年人的学习动力和自信心,最终有助于提升老年人 DHL 水平[166];而线上培训则可能让老年人感到孤独和缺乏归属感,因为他们无法像线下那样直接感受到同伴的存在和互动。②技术接受度和操作便利性。尽管线上培训提供了视频内容和在线互动平台,但老年人可能对新技术不够熟悉或存在抵触心理,导致其在线上学习时遇到困难[167],或由于技术限制、网络延迟、流量限制等原因降低其参与度;而线下培训则避免了这些技术问题,所有培训均在现场以传统方式呈现,老年人可以更加轻松、便利地参与学习而不必受限于平台的掣肘。③针对性。针对老年人记忆力下降、反应速度慢、学习能力下降等特点,线下培训时可以密切关注老年人的现场反应,合理控制授课节奏,尽可能采用通俗易懂的语言,简明扼要阐述重点,核心内容反复强调,帮助老年人有效掌握培训要点;而线上授课采用录播形式,无法实时掌握老年人的学习状况,学习效果难以保证。④互动性。除了理论培训,线下教育还包括实操练习、案例讨论和角色扮演等模拟教学,理论与实践相结合,学习氛围轻松愉快,容易激发老年人的学习兴趣;而线上培训虽然开设了在线咨询,建立了讨论群,预留了讨论话题,但由于缺乏互动条件,加上认知水平和网络环境受限,老年人很少参与提问,线上学习动力明显不足[166]。⑤评估指导和反馈。反馈是教练技术的核心环节[167]。线下培训时可以实现一对一辅导,针对老人的实际操作及时予以评价和纠正,使得老人在获得正向反馈激励的同时强化其正确的积极行为,从而减少错误信息决策发生[168];而在线培训较难实现及时反馈,即使老人跟随视频进行操作,一旦遇到困难和问题,难以在第一时间内获得帮助以及获得有效的个性化指导,使其难以成为一个积极的学习者、参与者、获得者[169]。因此,建议管理部门支持、鼓励社区医院等组织机构积极开展提升老年人 DHL 的线下教育或线上线下混合式教育,邀请社区医师或具有医学知识背景的志愿者参与授课,提倡各种教学形式,帮助老年人在医务人员和志愿者的持续指导和支持下,提升 DHL 水平,提高健康信息行为决策能力,改善身心健康状况。

7.4 不足

作为一项探索性随机对照试验,本研究存在样本量较少、高龄老人未覆盖、线上培训方式比较单一、缺乏教学评价等不足。后续研究将进一步扩大样本量;针对 80 岁以上群体开展研究;设计更多更加丰富的在线指导方式,如采取直播授课方式增加互动性、采取线上线下混合式提升培训效果;开展教学评价问卷调查或半结构化访谈,收集关于教学内容和教学方式的反馈意见等;从而完善教育方案,开展更加深入的研究,为相关部门提供更多、更具针对性的建议。老年人 DHL 虽是近年来的研究热点,但对于部分无法提高 DHL 老年群体的健康公平性问题也应一并考虑。我国已经进入老龄化社会,现阶段老年人口在教育水平、经济收入、社会保障等各个方面存在巨大差异,需要各部门在积极推进智慧健康为老服务的同时,采取多业态、创新性医疗卫生与为老服务融合式发展模式,为更多不同层次、不同类型、不同需求的老年人提供适宜高效、公平可及的健康服务。

8 展望与建议

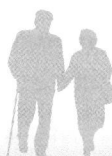

8.1 展望

在信息社会和老龄社会相互交织的背景下,提升老年人 DHL,需要放在健康中国和数字中国的大背景下来思考。为推进实施健康中国战略和积极应对人口老龄化国家战略,不断满足老年人日益增长的多层次、高品质健康需求,稳步提升老年人健康水平,必须对照《"健康中国 2030"规划纲要》《数字中国建设整体布局规划》《提升全民数字素养与技能行动纲要》《健康上海行动(2019—2030 年)》《中共中央 国务院关于加强新时代老龄工作的意见》《国家积极应对人口老龄化中长期规划》《"十四五"国家老龄事业发展和养老服务体系规划》《"十四五"健康老龄化规划》《关于进一步推进医养结合发展的指导意见》《关于全面加强老年健康服务工作的通知》《上海市卫生健康发展"十四五"规划》《上海市老龄事业发展"十四五"规划》等一系列文件要求,强化顶层设计的政策协同机制,以《"健康中国 2030"规划纲要》为总纲,将数字基础设施部署与老年健康服务目标深度耦合。同时深化适老化技术的普惠性创新,构建"医养结合＋数字赋能"的服务融合网络,激发多元主体的社会参与动能,完善动态监测与效果评估体系,最终形成"政策创新牵引技术突破,技术突破反哺服务升级,服务升级激活社会参与"的闭环。

（1）以建立与上海经济社会发展水平相适应、与城市功能定位相匹配、以市民健康为中心的整合型健康服务体系为目标，全面普及数字健康生活，促进数字健康资源科学、均衡、合理分布，基本健康服务能够通过数字化手段变得更加优质均衡，多层次健康保障体系进一步完善，居民数字健康相关指标持续居世界发达国家和地区领先水平。

（2）以主动健康理念为居民健康生活的指导方针，在全社会，特别是老年人群中普及主动健康理念，提高主动健康能力。习近平总书记强调，要倡导"每个人是自己健康第一责任人"的理念。同时，习近平总书记也指出，提高人民健康素养是提高全民健康水平最根本、最经济、最有效的措施之一。主动健康理念将实现数字化中国下的积极有为老龄化的关键，要利用数字化对我国实施积极应对人口老龄化国家战略具有独特的优势。构建主动健康的未来健康场景，必须发挥居民个人在自我保健、健康管理和健康决策中的作用，让居民能够动态掌握自身健康状况。

（3）以数字化对老年社会的健康生活方式进行重新塑造，提高老年人口的生活质量和发展能力。要大力发展医疗服务体系和老年健康服务体系的信息化、数字化，实现电子健康档案的社区卫生和医院医疗服务的整合、基于信息化手段的家庭门诊和健康咨询，以及远程治疗和紧急服务体系。更加重视老年人口存在的数字鸿沟问题，提升老年人 DHL，实现数字健康、数据共享。

（4）以全球先进为标准来提升老年人 DHL。上海需要从更高的起点和更新的视野着眼，来建设一个与现代化大都市相适应的高水平老龄社会。上海老龄社会建设的目标和定位，以及对于建设老龄社会的思路，需要以世界城市为参照，具有更具前瞻性和发展性的考量。上海的健康老龄化社会建设要体现主动健康的理念，发挥数字化的优势，提升老年人 DHL，形成积极老龄化范式，成为全球高水平老龄社会的示范。

总之，人口老龄化是上海这样的现代化大都市在发展道路上所面临的巨大挑战,也是重要的发展机遇。上海要建设成为现代化的国际大都市,也就需要建设高水平的现代老龄社会,提升 DHL,需要完成以下任务。

(1) 消除老年人在健康生活中的数字鸿沟。数字化技术的发展给老龄化社会带来了新的改善和发展机遇,同时也带来了挑战。在健康中国下的数字化老龄社会中,数字技术应用可以更好地促进老年人的医疗和健康,但是,数字老龄化社会也面临着数字鸿沟问题。上海老年人 DHL 还处于一个较低水平,同时水平很不均衡。随着时间的推移,这种数字鸿沟和 DHL 低水平、不均衡会增加未来老年人口健康问题的风险。只有遵循"全龄友好"的理念,让技术创新真正惠及到各个年龄群体,才能确保社会个体步入老年期后真正享受数字健康的福祉。

(2) DHL 水平与健康素养水平同步。健康素养水平已经成为国家测评居民健康水平的重要指标,但是 DHL 与健康素养水平存在差距,通过"概念映射"方式,未来要把 DHL 和健康素养同步纳入国家居民健康水平测评,同时要考察 DHL 与健康素养的差距,要逐步将两者达成同步。

(3) 开发 DHL 测评工具。我国目前尚未开发出完善有效的大规模测评机制,要加强老年数字健康相关科研工作,研究与预测老年健康与 DHL 的指标、标准与方法,开展定期的针对全社会的 DHL 测评。

8.2　建议

提升 DHL 是一个复杂而系统的工程,需要政府、社会、企业、个人等多方面的共同努力和配合。通过明确目标与定位、加强教育与培训、优化数字健康服务、构建支持系统以及持续监测与评估等措施,可以逐步推进这一工程,提高公众的 DHL 水平,促进健康事业的发展。

8.2.1 政策层面

从宏观层面来看,政策是"对某一特定的事情进行有计划的处理和领导",政策在推动老年人DHL提升方面发挥着至关重要的作用。政府和相关政策制定者需要充分认识到老年人DHL提升的重要性,制定具体的政策目标和实施策略,以确保老年人能够平等地享受数字技术带来的便利和福祉。通过政策层面的顶层设计,为老年人DHL提升创造了良好的制度环境。

（1）法律法规政策:老年人DHL相关法律法规对于保障老年人的合法权益,提升老年人DHL具有重要意义。通过顶层设计,完善法律法规、加强法律实施与监管,可以为老年人创造一个更加安全、便捷的数字健康环境。

自2020年起,国务院等政府机构部门出台了一系列解决老年人数字及智能技术困难的相关政策,见表8-1[170]。

表8-1 解决老年人数字及智能技术困难的相关法律法规

① 民政部等部门联合发布《关于加快实施老年人居家适老化改造工程的指导意见》(2020-07-15)

② 国务院办公厅印发关于切实解决老年人运用智能技术困难实施方案的通知(2020-11-15)

③ 文化和旅游部办公厅、国家文物局办公室关于落实《关于切实解决老年人运用智能技术困难的实施方案》的通知(2020-12-22)

④ 工业和信息化部关于印发《互联网应用适老化及无障碍改造专项行动方案》的通知(2020-12-24)

⑤ 人力资源社会保障部印发《关于进一步优化人社公共服务 切实解决老年人运用智能技术困难实施方案》的通知(2020-12-25)

⑥ 国家医疗保障局关于坚持传统服务方式与智能化服务创新并行 优化医疗保障服务工作的实施意见(2020-12-26)

⑦ 交通运输部 人力资源社会保障部 国家卫生健康委 中国人民银行 国家铁路局 中国民用航空局 中国国家铁路集团有限公司关于切实解决老年人运用智能技术困难 便利老年人日常交通出行的通知(2020-12-28)

⑧ 商务部《关于促进社区消费 切实解决老年人运用智能技术困难的通知》(2020-12-28)

（续表）

⑨ 民政部办公厅关于落实《关于切实解决老年人运用智能技术困难的实施方案》的通知(2020‐12‐29)
⑩ 工业和信息化部关于切实解决老年人运用智能技术困难　便利老年人使用智能化产品和服务的通知(2021‐2‐10)
⑪ 工业和信息化部等部门联合发布《智慧健康养老产业发展行动计划(2021—2025年)》(2021‐10‐20)

但是法律法规需要不断完善和更新,要做到紧跟数字技术变革步伐,适应新技术发展和应用,保护老年人数字技术使用权益,确保其能够安全、有效地获取和使用健康信息和服务。同时在老年人 DHL 相关的法律执行上可能面临一定难度,如老年人对法律的认知不足、执法机构人力资源有限等。因此,需要加强法律宣传与教育,提高老年人的法律意识和参与度;同时,优化执法机构资源配置,提高执法效率和效果。

（2）教育及科研政策:要制定专门的老年人 DHL 培训与教育政策,建立政府资助或设立专门的培训项目,以提高老年人的数字技能和健康素养为目标,实施智慧助老行动,开展长者数字智能技术,健康科技使用能力提升行动,推广健康科普知识。这些项目可以由社区、学校、养老或医疗机构具体执行,也可以与教育机构合作,通过将 DHL 纳入老年教育课程,形成长效的培训与教育机制。

要出台政策鼓励开展老龄健康科研,建立健全老龄健康工作的监测与评估机制,通过政策引导,让老年人 DHL 的研究不断深入,通过收集和分析相关数据,对已有政策和实践进行科学评估,为进一步改进和完善工作提供依据,同时通过科研推动相关技术的进步,为老年人提供更加精准、有效的健康服务。

（3）经济激励政策:政府要出台各类经济激励政策和措施,提高各类主体对提升 DHL 水平的积极性,例如:通过提供补贴或优惠,鼓励老年人参加 DHL 培训或购买相关设备和服务;通过政府购买服务方式,与私营企业、社会组织等建立合作关系,共同提供培训、技术支持和资源;通过绩效考核方式,促进不同部门(如卫生、教育、科技、社会福利等)之间的合作,共同推动老年人 DHL 的提升。

8.2.2 环境层面

DHL 提升,需要一个包含为老年人提供数字健康服务所需的基础设施、技术平台和服务体系等整体环境。这个环境应该具备以下关键要素,以支持老年人 DHL 的提升。

(1)建设数字健康基础设施:建设数字健康服务和研究基础设施,充分运用互联网、物联网、大数据等信息技术手段,创新数字健康服务模式,开展面向家庭、社区的数字健康应用示范,提升数字健康服务覆盖率和质量效率。搭建数字健康服务平台,对接各级医疗卫生及养老服务资源,建立老年健康动态监测机制,整合信息资源,实现信息共享,为老年人提供健康指导、慢病管理、安全监护等服务。推进医疗机构远程医疗服务建设,为机构养老人群提供便利服务。

(2)推进健康数据共享和利用:建设标准化的健康数据,促进数据共享。居民、研究人员、医疗机构可获得高质量的健康数据,用于开发诊断治疗、公共卫生或医疗设备,建设更具弹性的卫生系统。鼓励公民管理个人健康数据并能与医疗人员共享,从而将数字健康带入公民日常生活,让所有公民掌握数字健康;同时通过数字健康研究与创新园区,以顶尖科研机构引领健康数据的生产和利用,并将其用于研究和创新。

(3)加快数字技术在医疗领域的应用:建立健全人工智能、超级计算、量子计算等尖端数字技术在医疗领域广泛使用的政策支持。特别是人工智能技术,政府层面制定人工智能健康应用规则,促进人工智能被大规模采用,同时在脑科学、癌症和药物等重大科技计划中支持人工智能、数字孪生、数字模型等工具的使用,推动数字大脑、癌症诊疗和个性化医疗创新研究。

(4)加强供给侧 DHL 水平:重视提高医疗人员、专家和养老服务人员的 DHL,确保数字健康信息提供方自身拥有较高的 DHL。为数字健康供给侧人员提供数字健康培训,包括健康网络安全、远程医疗或健康数据技能,并建立统一平台进行评估和认证;提高数字健康信息技术专家和律师比例,开发数字健康法硕士课程。

(5)设立数字健康专门机构:设立专门的数字健康委员会,吸纳医疗健康、数字技术等领域的专家及健康和技术企业人员组成。委员会就数字化医疗挑战向政策制定者提供建议,重点关注健康数据空间问题,支持社会实现医疗数据共享,并促进人工智能在健康中的应用。

(6)强化数字健康产品的适老化改造:数字健康产品的适老化是指在设计、开发和使用数字健康产品时,充分考虑到老年人的生理、心理和社会特点,确保产品能够满足他们的需求和偏好。同时对原有的设备进行了智能化改造,让这些老年人在不增加学习负担的情况下,享受现代的数字健康生活。适老化数字健康产品的设计和开发需要考虑以下几个方面。

① 用户界面的友好性,界面设计应简洁明了,避免复杂功能和操作,让老年人能够轻松上手;提供大字体和高对比度的选项,确保老年人能够清晰地看到屏幕上的内容;支持语音交互,方便老年人通过口头指令来操作数字健康产品;支持一键式快捷方式或收藏,帮助老年人以最快的速度、最便捷的方式直接使用数字健康服务。

② 数字健康功能的针对性和实用性,提供针对老年人的健康监测功能,如心率、血压、血糖等指标的监测,帮助他们及时了解自己的健康状况;根据老年人的健康状况和生活习惯,提供个性化的健康提醒和建议,如用药提醒、运动建议等;集成紧急求助功能,如一键呼叫、SOS 求助等,确保老年人在遇到紧急情况时能够及时获得帮助;集成预约就医和慢病随访功能,借助生物信息识别简化医疗卡绑定、身份识别、预约挂号、续方配药等流程,如指纹验证、人脸识别等,方便老年人及时就医和随访。

③ 数字产品的安全性和隐私保护,采取加密和安全存储措施,确

保老年人的健康数据不被泄露或滥用;对产品的访问权限进行严格控制,防止未经授权的访问和操作;在使用数字健康产品时,及时向老年人提供相关的风险提示和注意事项,确保他们能够安全地使用产品。

④ 数字产品的可访问性和包容性,考虑到老年人的身体功能下降,产品的设计和使用应满足无障碍要求,如提供辅助工具、支持多种输入方式等;产品应能够适应不同老年人的使用习惯和能力水平,提供个性化的设置选项和功能调整。

(7) 建设在线健康社区:建立帮助老年人使用数字健康产品的社区支持网络,提供交流、分享和学习的平台。在线健康社区,是在线用户在互联网环境下,针对医疗与健康等有关信息对患病状态进行描述的关于医疗知识分享、健康社区成员互动交流、专家咨询等行为的在线平台。目前在线健康社区较有代表性的类型包括:"患-患"型在线健康社区、"医-患"型在线健康社区和"医-医"型在线健康社区。同群效应对老年人 DHL 水平提升有正向作用。在社会互动越强的社区中,同伴网络使用对个体上网的正向显著影响越明显。同群效应对于健康的促进不仅存在于现实社会,也广泛应用于网络空间。同社区、家庭或机构的老年人长期生活在相同自然、社会环境中,易形成具有相似行为和习惯的群体。且老年人因年龄和体力的限制,时间较为空闲,受同群效应的影响更加明显。医疗机构应采取丰富多彩的形式,对社区老年人进行引导教育,提升其虚假健康信息辨识能力,同时政府应加强对各类健康信息内容的监管,对健康相关舆论实行动态监测,帮助老年人及时分辨虚假健康信息。以社区为范围、家庭为单位建立互帮互助小组,重点关注受教育程度低、收入水平低以及失独老人,增强其使用电子设备获取健康信息的动机。在建立线下社群的同时也建立线上社群,通过线上线下两种方式有效地帮助其提高 DHL 水平。

(8) 把提供相关的健康信息服务纳入公共图书馆职责:公共图书馆要安排提高读者,特别是老年读者的读写能力及计算机应用能力,图书馆应该开展面向老年人的 DHL 教育,如健康信息数据库的使用和互联网健康信息的搜索和评估的培训。大型公共图书馆,比如上海图书馆与相关医学、健康机构要合作开发 DHL 工具包,方便各级图书馆人员提供数字健康信息服务,以提高公众对图书馆如何支持社区健康素养的认识,也方便馆员引导社区居民获得可信的健康信息。

(9)加强 DHL 的科学研究:加强 DHL 领域的科学研究,对于提升公众的 DHL 水平、推动数字健康领域的发展以及促进全民健康具有深远的意义。

① 要科学规划 DHL 科学研究的目标和重点,应聚焦于理解 DHL 的内涵、评估现状、探索影响因素以及提出有效的提升策略等方面。通过深入研究,可以揭示 DHL 对个人健康管理和社会健康水平的影响,为制定相关政策和实践提供科学依据。

② 建立跨学科的研究团队。DHL 涉及医学、信息技术、教育学、心理学等多个学科领域,因此需要建立跨学科的研究团队,整合不同领域的专业知识和资源,共同开展研究工作。这样的团队可以更加全面地分析 DHL 问题,提出更具针对性的解决方案。

③ 运用科学的研究方法和技术手段。在 DHL 科学研究中,一般采用问卷调查、实验研究、案例研究等方法,未来要注重利用大数据、人工智能等先进技术,对 DHL 进行更加深入和精准的分析,更好地揭示 DHL 的内在规律和机制。

④ 加强国际合作与交流。DHL 是一个全球性的问题,不同国家和地区可能面临不同的挑战和机遇。因此,加强国际合作与交流,分享各自的研究成果和经验,对于推动 DHL 科学研究的发展具有重要意义。

⑤ 注重研究成果的转化和应用。DHL 科学研究的最终目的是要服务于公众健康和社会发展。因此,要注重将研究成果转化为实际应用,如开发 DHL 教育课程、制定相关政策措施等,以推动 DHL 水平的提升。

(10)形成不遗漏任何一个老年人的社会观念:社会健康公共服务

的智能化只是技术性手段而非最终目的。数字健康服务手段的快速普及，确实方便了普罗大众，也方便了公共服务人员，但是这种便捷不能以牺牲"被数字时代所抛下"的老年人群为代价。建议按照分层分类方法，对于有学习意愿和学习能力的老年人，教授其学习智能设备；对于没有学习意愿和学习能力的老年人，尽最大可能降低老年人的学习成本，从日常生活的细节进行智能化设备的改造。这也是未来我们在为老年人提供智能化产品和服务过程中，可以借鉴的一个方面。要让数字健康产品和服务在必要的时候提供给必要的人，不分年龄、性别、地区、语言，其各种健康需求均能得到完全满足，从而形成生活舒适、充满活力的社会。

8.2.3　培训层面

老年人在利用数字健康的过程中，会面临着多种困境，比如数字鸿沟、健康信息过载、技术接入、心理障碍等，需要建立长效的教育培训机制，提供针对性的支持和帮助，让老年人熟悉与健康生活密切相关的数字技术应用场景，不断增强老年人对数字健康技术的接受度，真正有效帮助老年人提升 DHL。

8.2.3.1　了解老年人的学习意愿和学习能力

关于学习意愿。随着年龄的增长，老年人可能面临多种健康问题，因此他们可能更加渴望获取健康知识和信息。同时，随着社交和娱乐活动的数字化，老年人也可能希望通过学习数字技能来更好地与家人、朋友保持联系，或者享受更多的数字健康服务。然而，由于对新技术的陌生感和可能的挫败感，一些老年人可能对数字健康学习持有一定的抵触心理或者过度依赖伴侣或子女。本研究结果表明，对学习意愿较强的老年人，可通过耐心沟通、积极示范和提供实际帮助等方式，激发老年人的学习意愿，帮助他们克服心理障碍；对于学习能力较弱的老年人，则需要更多依赖适老化改造帮助其越过数字鸿沟。

关于学习能力。老年人的学习能力可能受到多种因素的影响，包括身体状况、认知能力、受教育程度以及先前的技术经验等。有些老年人可能具有较高的学习能力和适应能力,能够较快地掌握新技能;而另一些老年人则可能需要更多的时间和支持。通过评估老年人的学习能力和学习风格,本研究发现,提供个性化的学习资源和支持很有必要。对于学习能力较弱的老年人,可提供更为详细和易懂的教程,以及一对一的辅导和支持;对于学习能力较强的老年人,如拥有较高学历和固定收入等,可以提供更具挑战性和实用性的学习内容。

在了解老年人的学习意愿和学习能力的基础上,设计更为有效的DHL 提升方案,包括制订合适的培训计划、选择适当的教学方法和手段、提供必要的学习资源和支持等。同时,还需注重培训过程的互动性和趣味性,以激发老年人的学习兴趣和积极性,通过定期评估和反馈机制,了解老年人的学习进展和存在的问题,及时调整和优化培训方案。

8.2.3.2 拓展多元化老年健康教育服务主体

健康教育服务主体是生产、提供健康信息产品与服务的主要实体,一般来说健康教育服务主体有医疗机构、社区、图书馆、商业机构等几大类。拓展健康教育主体,是老年人获得更好的健康教育服务的前提。

(1) 社区医院是老年健康教育的主阵地,让社区医院和医生在老年人 DHL 教育和培训中扮演更为重要的角色。可以在社区医生特别是家庭签约医生中,增加 DHL 培养的职责,并纳入社区医生 KPI 考评体系,具体发挥作用如下。

① 提供专业的健康指导:社区医院可以根据老年人的健康状况和需求,提供专业的健康指导,包括疾病预防、健康监测、慢性病管理等方面的知识和技巧。

② 组织定期的培训活动:社区医院可以定期举办 DHL 培训班或工作坊,邀请专业讲师或志愿者为老年人提供面对面的培训服务,确保他们能够掌握基本的数字技能和健康信息管理技巧。

③ 提供实际操作机会:在社区医院的环境中,老年人可以有机会

实际操作数字健康设备和应用,如电子血压计、血糖监测仪等,从而加深他们对这些工具的理解和使用能力。

④ 建立健康档案和跟踪管理:社区医院可以帮助老年人建立健康档案,记录他们的健康状况和医疗信息,并提供定期的跟踪管理服务。这样不仅可以提高老年人的健康意识,还能及时发现和解决健康问题。

(2)图书馆作为公共信息服务机构,具有良好的场地条件和人力资源,更应该发挥自身优势和作用。

① 提供权威的健康信息。收集和整理权威的健康信息,包括疾病知识、预防保健、新药新技术等方面的内容。通过为老年人提供这些信息,可以帮助他们更好地了解自身健康状况,并做出正确的健康决策。

② 提供健康教育培训平台。利用图书馆的场地和电子设备,开设在线教育和培训平台。在培训形式上,可以采用多种培训形式并举的方式,在线培训课程,讲座、编写操作手册、向老年人提供实时咨询等都是受老年人欢迎的形式。同时图书馆也可以利用图书馆公用电脑的优势,开展一些基础的电脑及互联网使用培训,全方位提升老年人的 DHL。

(3)扩展其他机构职能,依托上海开放大学、老年教育机构、社区教育机构、养老服务机构、社区党群服务中心、基层医疗卫生机构、文化体育场馆以及广播电视健康栏目等,提高老年健康教育服务覆盖范围。

① 相关机构应加大力度推广官方健康信息渠道,推进科普服务配送项目,及时向老年人及家人传播科学的健康知识,提高老年人对官方信息的信任度和使用率。

② 根据老年人的个人情况和需求,提供个性化的健康咨询服务。通过在线问答、专家解读等方式,帮助老年人解决健康疑问和困惑。

③ 推广适合老年人的数字健康产品和服务,如健康管理软件、远程医疗平台等。通过提供这些产品和服务,可以帮助老年人更好地利

用数字技术进行健康管理。

8.2.3.3 丰富数字健康教育内涵

针对数字技能较低的老年人,开展基础入门培训。培训内容包括数字设备的基本操作、常用 APP 的安装与使用、网络安全基础等。通过现场演示、手把手教学等方式,帮助老年人掌握基本的数字技能,为后续的 DHL 提升打下基础。

在老年人掌握基本数字技能的基础上,开展健康管理与数字技能融合培训。培训内容包括如何利用数字技术进行健康监测、健康数据的记录与分析、在线健康咨询等。通过案例分析、实际操作等方式,使老年人了解并学会利用数字技术来管理自己的健康状况。

组织开展通用的老年健康宣传教育活动,营造关心支持老年健康的社会氛围。开展老年人健康素养促进项目。普及"健康骨骼快乐生活"理念,加强预防骨质疏松、防跌倒等健康知识宣教。开展"合理用药·关爱老人"行动。在各类老年教育机构开设"老年人合理用药"专题课,在养老机构、社区综合为老服务中心等开展合理用药宣传和指导。加强老年人运用智能技术能力教育,提升老年人对健康信息的获取、识别和使用能力。开展健康促进社区建设,推进老年健康教育"进社区、进养老机构、进家庭",提升子女在老年保健、居家护理等方面的意识和技能。

相关部门要在统一框架下建立在线学习平台,协作开发大规模开放式在线课程(MOOCs)项目,内容包括基础数字技能培训、数字健康管理和网络安全教育等;形式上利用视频、音频、图文等多种形式,使课程内容生动有趣,易于理解。设置互动环节,鼓励老年人积极参与课程学习;根据老年人的学习进度和能力,提供个性化的学习建议和辅导,确保每位老年人都能获得适合自己的学习体验。

8.2.3.4 优化教育培训模式

老年人 DHL 的培训模式应综合考虑老年人的学习特点、健康状况和数字技能水平,以确保培训的有效性和实用性。

　　设立学习小组或互助小组,明确具有不同 DHL 和技能的老年人实施小组教学,个性化定制培训内容。鼓励老年人之间进行互动学习和经验分享。通过小组讨论、案例分析、实践操作等活动,让老年人相互学习、相互帮助,提高学习效果。同时,也可以邀请 DHL 较高的老年人担任"小老师",为其他老年人提供指导和帮助。

　　利用线上线下相结合的方式,为老年人提供更加灵活多样的培训方式。线上培训可以通过网络视频课程、在线直播等方式进行,方便老年人随时随地进行学习;线下培训则可以通过社区课堂、老年大学等方式进行,为老年人提供更加亲近和实用的学习体验。

　　定期对老年人的 DHL 进行评估,了解他们的学习进度和存在的问题。根据评估结果,及时调整培训内容和方式,确保培训效果。同时,也鼓励老年人提供反馈意见,以便不断完善培训模式和提高培训质量。

　　总之,要持续深入开展数字适老化宣传活动,开展长者数字智能技术、健康科技使用能力提升行动,切实提升老年人数字技能和 DHL,建立提升老年人 DHL 的培训和长效机制。

9 总　结

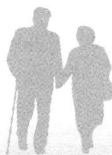

从 DHL 研究的发展历史不难看出,随着学术界的不断重视,有关 DHL 的研究产生了大量的理论及实证研究成果,并且不断细化和深化。这种细化和深化主要体现在理论研究与实证研究并行,DHL 的研究对象不断深入到具体学科、人群。而随着信息技术的不断发展,数字化程度进一步深入,DHL 将会深入大数据、人工智能等新的领域。而本研究就是对 DHL 研究的进一步发展和深入,开展了一些新的研究工作。

9.1 主要研究内容

(1) 对 DHL 行为已有的研究进行了梳理:本研究分析当今社会及信息环境发展与变化,提出数字化与老龄化交织,数字健康和主动健康理念的兴起是研究的时代背景。

其次,从老年人界定开始,论述了 DHL 与主动健康的关系,理清了 DHL 与信息素养、健康素养、数字素养、数字健康和健康信息素养等相关概念之间的关系。

(2) 开展老年人 DHL 现状的实证研究:为调查老年人健康信息行为的特征和规律,本研究开展了大规模问卷调查,采用 eHEALS 量表,共收集了 3 867 份有效问卷,收集、整理的数据,对上海及全国的老年人群 eHEALS 量表得分及合格率进行统计分析,并基于本次调查结果和既有文献,对上海老年人 DHL 和全国、世界进行了对照,也对 DHL 和健康素养进行了对照。

（3）对上海老年人 DHL 的相关影响因素进行了讨论:根据本研究调查结果,从性别、年龄、学历等 20 个因素对于老年人 DHL 的影响进行分析,对上海老年人 DHL 现状进行了描述。

（4）对老年人 DHL 提出了展望及建议:信息社会和老龄社会相互交织的背景下,提升老年人 DHL,需要放在健康中国和数字中国的大背景下来思考。推动 DHL 发展是数字化、老龄化社会的必然选择,也是健康中国建设的内在要求。本研究也针对建立老年人 DHL 提升的长效机制,从政策、环境和培训层面给出的建议。

9.2　存在的不足

虽然本研究针对老年人 DHL 开展了有益的探讨,取得了一些成果。但本研究尚存在以下不足。

（1）研究样本数据的局限。本研究数据主要来源于问卷调查,虽然数据量达到了统计学上的置信区间范围,但是相对于我国上亿的老年人群而言,还是很小的一个样本量,难免有以偏概全之嫌。需要进一步扩大调查研究的范围,以提高普遍性。

（2）研究方法的局限。问卷调查是目前进行行为研究公认的方法,但是这些方法本身不可避免的存在局限。比如被调查者不一定百分之百理解调查问题,也不能百分之百保证答复完全准确。因此,结论进行推广时,还需要实践检验或者参考其他新的研究。

（3）研究时间的局限。一方面本研究访谈调查持续了近 1 年时间,有可能造成调查数据采集时间不同而带来的误差。另一方面,DHL 研究应该持续跟踪,不断探索,本研究主要还是横断面研究,很多调查对象的行为变化无法记录,老年人 DHL 规律还不能通过长时间检验和验证。

9.3 下一步的工作

本研究开展老年人 DHL 的调查,给出了提升 DHL 的建议,下一步研究工作的重点将放在老年人 DHL 培训效果的提升,将开展不同培训模式的对比,进行长期的跟踪研究,探索老年人 DHL 培训的规律和实效。同时进一步加强老年人 DHL 提升长效机制的研究,使策略研究与实践有效结合,形成更为完善的政策建议。

参考文献

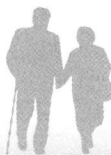

［1］中国互联网络信息中心. 第 55 次中国互联网络发展状况统计报告［EB/OL］.
(2025－01－17)https://www. cnnic. cn/n4/2025/0117/c88-11229. html.

［2］United Nations. World Population Prospects 2022 ［EB/OL］. https://www. un.
org/development/desa/pd/content/World-Population-Prospects-2022.

［3］国务院第七次全国人口普查领导小组办公室. 2020 年第七次全国人口普查主
要数据［M］. 北京:中国统计出版社,2021.

［4］国家统计局. 中华人民共和国 2023 年国民经济和社会发展统计公报［EB/
OL］. (2024－02－29)https://www. stats. gov. cn/sj/zxfb/202402/t20240228_
1947915. html.

［5］刘厚莲. 世界和中国人口老龄化发展态势［J］. 老龄科学研究,2021,9(12):1-
16.

［6］Chen X, Giles J, Yao Y, et al. The path to healthy ageing in China: a Peking
University－Lancet Commission ［J］. The Lancet, 2022,400(10367):1967－
2006.

［7］梁建章,任泽平,黄文政,等. 全球主要国家人口预测报告 2023 版［R］.
https://file. c-ctrip. com/files/6/yuwa/0R72112000bp3x7n2A494. pdf,2023.

［8］上海统计局. 2020 年上海市人口普查年鉴［EB/OL］. https://tjj. sh. gov. cn/
tjnj_rkpc/20220829/29affc5f21a942cc8ab73a39e93c88f3. html.

［9］李韬,冯贺霞. 数字健康发展国际经验与借鉴［J］. 医学信息学杂志,2021,42
(5):1-8.

［10］薛鹏,白安颖,江宇,等. WHO 数字健康全球战略及对中国的启示［J］. 中华预
防医学杂志, 2022,56(2):218-221.

［11］WHO. Draft Glogbal Strategy on Digital Health 2020－2024 ［R］. https://
www. who. int/docs/default-source/documents/gs4dh0c510c483a9a42b1834a8f4
d276c6352. pdf, 2021.

［12］王钰鎣. 欧盟委员会与世界卫生组织发起数字健康倡议［J］. 互联网天地,
2023(7):57.

［13］卫生健康委,教育部,科技部,等. "十四五"健康老龄化规划［EB/OL］. (2022－

02－07)https://www. gov. cn/gongbao/content/2022/content_5692863. htm.

［14］李美玉. 主动健康视角下的知识付费动机研究［D］. 上海：华东师范大学,2023.

［15］曹媛媛,苏伟,牟冬梅. 基于多工具融合的主动健康领域现状及趋势分析［J］. 长春理工大学学报(社会科学版),2021,34(6):74－80.

［16］ van der Vaart R, Drossaert C. Development of the Digital Health Literacy Instrument: Measuring a Broad Spectrum of Health 1. 0 and Health 2. 0 Skills ［J］. J Med Internet Res, 2017,19(1):e27.

［17］刘思奇. 积极老龄化背景下社区老年人数字健康素养评估量表的研制与实证研究［D］. 重庆：陆军军医大学,2022.

［18］ Norman C D, Skinner H A. eHEALS: The eHealth Literacy Scale ［J］. J Med Internet Res, 2006,8(4):e27.

［19］ European Commission. European citizens' digital health literacy : report ［R］. http://ec. europa. eu/public_opinion/flash/fl_404_fact_at_en. pdf, 2014.

［20］李少杰. 老年人电子健康素养现状及影响因素研究［D］. 湖南：中南大学,2022.

［21］张坤. 国外电子健康领域用户行为研究［J］. 图书馆论坛,2020,40(3):156－166.

［22］王依诺. 社区老年人电子健康素养现状及其对健康促进行为的影响研究［D］. 山东：青岛大学,2023.

［23］刘培璇,张国增,栗亚磊,等. 冠心病患者电子健康素养与自我管理的关系研究［J］. 河南大学学报(医学版),2023,42(5):372－375.

［24］刘文娇,秦文哲,徐凌忠,等. 泰安市老年人电子健康素养与生活满意度和生命质量关系［J］. 中国公共卫生,2021,37(9):1333－1336.

［25］李婧妍,张会君. 疾病自我效能感在老年高血压病人电子健康素养及其自我管理行为间的中介效应［J］. 全科护理,2022,20(25):3457－3461.

［26］臧格,时秋英,徐甜甜,等. 中老年血液透析患者电子健康素养与生活质量的相关研究［J］. 现代预防医学,2017,44(4):672－675.

［27］徐子犊,张帅,耿季,等. 糖尿病高危人群电子健康素养与健康促进生活方式的相关性分析［J］. 中华护理教育,2020,17(9):849－853.

［28］张铭鹬. 2 型糖尿病患者对糖尿病管理 APP 的使用意愿现状及影响因素研究［D］. 四川：成都医学院,2023.

［29］张焱. 基于安德森模型的肠造口患者电子健康素养现状及其影响因素研究［D］. 江苏：扬州大学,2023.

［30］段怡雯,陈梦怡,陆敏敏. 老年冠心病患者电子健康素养及影响因素研究［J］. 上海护理,2022,22(11):37－40.

［31］周菲菲. 基于 IMeHU 理论的 COPD 患者自我管理能力相关性研究［D］. 湖北医药学院,2023.

［32］陈亚男. 女大学生宫颈癌信息寻求行为研究——基于风险信息寻求与加工模

型[D].四川外国语大学,2023.

[33] 邵婷,刘婷,罗鹏超,等.男性痛风患者自我管理能力与电子健康素养相关性分析[J].健康教育与健康促进,2021,16(4):349-354.

[34] 熊蔚蔚,郭菁,李凤强.老年慢性病患者安全用药行为现状及影响因素[J].中国卫生工程学,2023,32(06):794-796.

[35] 张琦,于小贝,暴银素.中青年高血压患者电子健康素养与服药依从性相关性研究[J].华南预防医学,2021,47(6):744-747,752.

[36] 赵青.基于记忆抱怨主诉老年人移动医疗应用程序干预方案的初步构建[D].江苏:南京医科大学,2020.

[37] 王玥,李媛媛.为老年父母在线查询新冠肺炎健康信息——基于扩展的计划风险信息搜索模型[C]//北京大学新闻与传播学院.2021中国新闻史学会健康传播专业委员会年会暨第四届"医疗、人文与媒介:健康中国与健康传播研究"国际学术研讨会论文集.鲁汶大学,2021:18.DOI:10.26914/c.cnkihy.2021.053945.

[38] 李傲霜.健康目标视角下的运动健身APP用户使用行为研究[D].黑龙江:哈尔滨工业大学,2019.

[39] Kim K, Shin S, Kim S, et al. The Relation Between eHealth Literacy and Health-Related Behaviors: Systematic Review and Meta-analysis [J]. J Med Internet Res, 2023, 25:e40778.

[40] 袁程,魏晓敏,武晓宇,等.中老年居民网络健康信息使用习惯与其电子健康素养的关系研究[J].中国全科医学,2023,26(16):1989-1994.

[41] Estrela M, Semedo G, Roque F, et al. Sociodemographic determinants of digital health literacy: A systematic review and meta-analysis [J]. International Journal of Medical Informatics, 2023, 177:105124.

[42] Wang X, Luan W. Research progress on digital health literacy of older adults: A scoping review [J]. Frontiers in public health, 2022, 10:906089.

[43] Dong Q, Liu T, Liu R, et al. Effectiveness of Digital Health Literacy Interventions in Older Adults: Single-Arm Meta-Analysis [J]. J Med Internet Res, 2023, 25:e48166.

[44] 张微,赵雅宁,刘瑶.老年人电子健康素养现状及其影响因素研究[J].现代预防医学,2022,49(9):1642-1646,1652.

[45] 迟晨汝,周志庆,刘欢,等.老年慢性病住院患者安全用药行为现状及影响因素分析[J].长治医学院学报,2022,36(6):414-417,422.

[46] 李梦华,秦文哲,徐凌忠,等.泰安市不同地区中老年居民电子健康素养现状及其影响因素分析[J].中国公共卫生,2021,37(9):1328-1332.

[47] 胡宇帆,陈璐,邓悦,等.老年慢性病病人电子健康素养现状及影响因素[J].护理研究,2023,37(19):3442-3447.

[48] 刘珍,张晗,张艳,等.郑州市农村老年人电子健康素养现状及影响因素分析[J].现代预防医学,2020,47(2):283-286,309.

[49] 陈维维,李艺.信息素养的内涵、层次及培养[J].电化教育研究,2002(11):7-9.

[50] 孙平,曾晓牧.认识信息素养[J].大学图书馆学报,2004,22(4):34-37.

[51] 佟丽,胡俊峰,侯培森.健康素质与健康素养[J].中国健康教育,2006,22(4):293-295.

[52] 孔燕,沈菲飞.健康素养内涵探析[J].医学与哲学(人文社会医学版),2009,30(03):17-19.

[53] Who. Health literacy The solid facts [R]. http://apps.who.int/iris/bitstream/10665/128703/1/e96854.pdf, 2013.

[54] 任友群,随晓筱,刘新阳.欧盟数字素养框架研究[J].现代远程教育研究,2014(5):3-12.

[55] 高欣峰,陈丽.信息素养、数字素养与网络素养使用语境分析——基于国内政府文件与国际组织报告的内容分析[J].现代远距离教育,2021(2):70-80.

[56] 郑彩华.联合国教科文组织《数字素养全球框架》:背景、内容及启示[J].外国中小学教育,2019(9):1-9.

[57] 中央网络安全和信息化委员会办公室.提升全民数字素养与技能行动纲要[EB/OL].(2021-11-05). https://www.cac.gov.cn/2021-11/05/c_1637708867754305.htm.

[58] 张士靖,杜建.健康信息素养应成为中国公众健康素养促进的关键点[J].医学信息学杂志,2010,31(2):45-49.

[59] 彭骏.老年人健康信息行为与信息服务研究[M].上海交通大学出版社,2021.

[60] 苏卫.新版《健康素养66条》首提健康信息素养新概念[J].江苏卫生保健,2016(5):51.

[61] 张秀,李月琳.健康信息素养:概念辨析与相关研究进展[J].文献与数据学报,2020,2(2):78-88.

[62] 高云,赵俊峰,徐丽丽,等.COSMIN操作指南对中文版电子健康素养量表的评价[J].中国老年学杂志,2020,40(9):1968-1973.

[63] Oh S S, Kim K A, Kim M, et al. Measurement of Digital Literacy Among Older Adults: Systematic Review [J]. J Med Internet Res, 2021,23(2):e26145.

[64] 厉锦巧.冠心病患者电子健康素养现状及其与生活质量的相关性研究[D].浙江:杭州师范大学,2019.

[65] Mialhe F L, Moraes K L, Sampaio H, et al. Evaluating the psychometric properties of the eHealth Literacy Scale in Brazilian adults [J]. Rev Bras Enferm, 2021,75(1):e20201320.

[66] 陈雪姣,韩文娟,王静,等.电子健康素养量表在老年糖尿病病人中的信效度检验及其健康素养影响因素分析[J].循证护理,2022,8(15):2092-2095.

[67] 郭帅军,余小鸣,孙玉颖,等.eHEALS健康素养量表的汉化及适用性探索[J].中国健康教育,2013,29(2):106-108,123.

[68] 姜林辉,郭锡尧,卢碧燕,等.大学生电子健康素养与体质健康的相关性[J]. 中国学校卫生,2022,43(7):990-994.

[69] 熊芮,樊丹丹,杨玉洁,等.维持性血液透析患者电子健康素养与网络健康信息搜寻行为的研究[J].华西医学,2022,37(11):1690-1696.

[70] 丛新霞,马效恩,徐凌忠,等.泰安市不同性别慢性病患者电子健康素养现状及其影响因素分析[J].中国公共卫生,2021,37(9):1337-1342.

[71] 董亚茹,秦文哲,徐凌忠,等.泰安市≥15周岁居民电子健康素养及其影响因素分析[J].中国公共卫生,2021,37(9):1319-1322.

[72] 高兆溶.泰安市慢性病患者电子健康素养与生命质量的关系探究[D].山东大学,2021.

[73] 雷晓庆,罗先斌,樊仁为,等.高校教职工高血压患者电子健康素养与自我管理行为调查分析[J].成都医学院学报,2021,16(1):115-118.

[74] 潘程浩,朱乐玮,冯凯滢,等.新型冠状病毒肺炎疫情期间广东省大学生电子健康素养状况及影响因素[J].华南预防医学,2021,47(7):852-856.

[75] 解超英,李少杰,胡江英.护理专业女生电子健康素养社会支持与抑郁症状的关联[J].中国学校卫生,2020,41(5):716-719.

[76] 封蕾,庞微微,李云姝,等.电子健康素养对维持性透析患者生活质量的影响[J].中国血液净化,2019,18(9):611-614.

[77] 李少杰,徐慧兰,崔光辉.老年人电子健康素养及影响因素[J].中华疾病控制杂志,2019,23(11):1318-1322.

[78] 孙晨鸣,尹永田,于佩琳,等.山东省某医科大学一年级新生电子健康素养及其影响因素分析[J].实用预防医学,2019,26(9):1101-1103.

[79] Schrauben S J, Appel L, Rivera E, et al. Mobile Health (mHealth) Technology: Assessment of Availability, Acceptability, and Use in CKD [J]. Am J Kidney Dis, 2021,77(6):941-950.

[80] 中华人民共和国中央人民政府.中国居民健康素养要点问答[R].https://www.gov.cn/fuwu/2021-04/01/5597287/files/fa3930ea661d4feba05a0dd66288e52c.pdf, 2021.

[81] 符艺.基于eHEALS的广东省老年人电子健康素养研究[J].图书馆研究, 2024,54(1):93-101.

[82] 程爱萍,张聪.糖尿病个人管理应用程序的使用意向及相关因素分析[J].昆明医科大学学报,2024,45(1):55-60.

[83] 袁程,魏晓敏,武晓宇,等.电子健康素养对老年慢性病患者就医行为的影响:社会支持和自我效能的中介作用[J].现代预防医学,2023,50(24):4475-4479.

[84] 张贤,林颖,夏碧芸,等.老年冠心病病人技术接受与电子健康素养的相关性[J].护理研究,2023,37(24):4403-4407.

[85] 金诗晓.基于社会生态系统理论的社区老年人电子健康素养干预方案的构建研究[D].辽宁:中国医科大学,2023.

［86］滕智裕,陶美伊,郭晨曦,等.长沙地区冠心病患者电子健康素养与自我健康管理行为的相关性分析[J].湖南师范大学学报(医学版),2023,20(3):164 - 168.

［87］葛万卉.代际信息支持视角下社交媒体使用对老年人健康促进行为影响研究[D].北京:中国传媒大学,2023.

［88］谢雨青,张先庚,曹冰,等.城市老年人技术焦虑与电子健康素养的相关性分析[J].现代临床医学,2023,49(4):279 - 281,298.

［89］徐骏,吉小静.基于安德森模型的维持性血液透析患者电子健康素养研究[J].南京医科大学学报(社会科学版),2023,23(1):74 - 81.

［90］马婕,麦兰仙,黄芹,等.南宁市青秀区心血管疾病高危人群电子健康素养现状及其影响因素研究[J].广西医科大学学报,2023,40(2):321 - 326.

［91］唐玉萍,张洁玉,周苗苗,等.类风湿关节炎患者数字健康素养现状及影响因素[J].中国医药科学,2023,13(6):16 - 19,29.

［92］张楠,高春霞,王爱媛,等.社区失能老人电子健康素养、健康促进生活方式对其生活质量的影响[J].护理管理杂志,2023,23(10):854 - 858.

［93］武荧荧,栾晓嵘.慢性肾脏病病人电子健康素养现状及其影响因素研究[J].全科护理,2023,21(25):3583 - 3587.

［94］庞蕊,孙冬冬,张亚敏.西北地区老年 AMI 患者电子健康素养量表评分与 MACE 的相关性[J].心血管康复医学杂志,2023,32(5):441 - 446.

［95］王聪.脑卒中合并 2 型糖尿病患者社会支持、自我效能、电子健康素养的相关性研究[D].锦州医科大学,2023.

［96］张微,赵雅宁,刘瑶,等.唐山市 18～69 岁社区居民电子健康素养对传染病健康素养的影响[J].中国预防医学杂志,2022,23(4):265 - 269.

［97］张微,赵雅宁,刘瑶,等.信息自我效能在社区居民家庭关怀度与电子健康素养间的中介效应研究[J].军事护理,2022,39(9):29 - 32.

［98］黄佩宣,杨玉洁,熊芮,等.维持性血液透析患者电子健康素养现状及影响因素分析[J].华西医学,2022,37(9):1322 - 1327.

［99］张霞,冯世平,曾书萍,等.2 型糖尿病患者电子健康素养与自我效能感及自我管理行为的现状及相关性分析[J].现代临床医学,2022,48(3):170 - 174.

［100］左乾涛,程静霞,彭维雪,等.社区居民电子健康素养水平及影响因素的城乡差异性分析[J].护理研究,2022,36(4):587 - 593.

［101］刘晓雯,秦文哲,徐凌忠,等.泰安市居民电子健康素养与抑郁症状的关系[J].中国心理卫生杂志,2022,36(5):427 - 432.

［102］王依诺,王爱敏,朱亚茹,等.社区老年人电子健康素养与健康促进生活方式的相关性[J].护理学杂志,2022,37(10):100 - 102.

［103］周常青.社区老年人电子健康素养、健康促进行为与认知功能的相关性研究[D].湖北中医药大学,2022.

［104］李红敏,徐进,翟敏,等.宁夏农村居民电子健康素养及其影响分析[J].中国

卫生事业管理,2022,39(11):852－856,867.

[105] 李佩瑶.老年糖尿病患者电子健康素养现状及其影响因素研究[D].南京中医药大学,2022.

[106] 李佩瑶,陈璇,张红梅.老年糖尿病患者电子健康素养现状及其影响因素分析[J].现代临床护理,2021,20(11):8－14.

[107] 赵煜华,王俊霞,吴田瑞,等.肠造口患者电子健康素养现况及其影响因素分析[J].护理管理杂志,2021,21(11):805－809,818.

[108] 常蕊静,王昌柱,库丽加那提·帕提汗.新疆南部边远地区 COPD 稳定期患者自我管理能力与电子健康素养的关系[J].职业与健康,2021,37(15):2060－2063,2068.

[109] 云天奇.冠心病患者健康促进行为影响因素的相关性分析[D].吉林大学,2021.

[110] 江悦妍,尹心红,王志敏,等.衡阳地区高血压患者电子健康素养现状及影响因素[J].职业与健康,2021,37(15):2074－2078.

[111] 张振香,任慧,平智广,等.脑卒中患者电子健康素养现状及影响因素研究[J].中国全科医学,2021,24(22):2850－2854,2865.

[112] 张伊缘,赵小平.白血病患儿家属电子健康素养现状及影响因素分析[J].当代护士(上旬刊),2021,28(10):51－53.

[113] 徐晓华,刘睿艳,林颖.电子健康素养对慢性心力衰竭患者症状负担的作用路径研究[J].解放军护理杂志,2020,37(12):14－17.

[114] 郑嘉祺.糖尿病足高风险患者电子健康素养与足部自我护理行为相关研究[D].天津医科大学,2020.

[115] 周寒寒,郑爱明.社区老年人电子健康素养现状及影响因素分析[J].南京医科大学学报(社会科学版),2018,18(6):455－458.

[116] 袁凤娟.糖尿病患者电子健康素养与自我效能、自我管理的相关性分析[D].新乡医学院,2016.

[117] Sudbury-Riley L, Fitzpatrick M, Schulz P J, et al. Electronic Health Literacy Among Baby Boomers: A Typology [J]. Health literacy research and practice, 2024,8(1):e3－e11.

[118] Yekaninejad M S, Hajiheidari A, Alijanzadeh M, et al. Exploring health literacy categories among an Iranian adult sample: a latent class analysis [J]. Sci Rep, 2024,14(1):776.

[119] Değer M S, Sezerol M A, Atak M. Rational Drug and Antibiotic Use Status, E-Health Literacy in Syrian Immigrants and Related Factors: A Cross-Sectional Study [J]. Antibiotics (Basel), 2023,12(10).

[120] Purcell D J, Cavanaugh G, Thomas-Purcell K B, et al. e-Health Literacy Scale, Patient Attitudes, Medication Adherence, and Internal Locus of Control [J]. Health Lit Res Pract, 2023,7(2):e80－e88.

[121] Melzer A C, Hagedorn H, Nelson D, et al. Use of Information and

Communication Technology among Patients with Chronic Obstructive Pulmonary Disease Who Smoke: A Mixed Methods Study [J]. Ann Am Thorac Soc, 2023,20(3):381－389.

[122] Bhanvadia S B, Brar M S, Delavar A, et al. Assessing Usability of Smartwatch Digital Health Devices for Home Blood Pressure Monitoring among Glaucoma Patients [J]. Informatics (MDPI), 2022,9(4).

[123] Chidiac M, Ross C, Marston H R, et al. Age and Gender Perspectives on Social Media and Technology Practices during the COVID－19 Pandemic [J]. Int J Environ Res Public Health, 2022,19(21).

[124] Zrubka Z, Vékás P, Németh P, et al. Validation of the PAM－13 instrument in the Hungarian general population 40 years old and above [J]. Eur J Health Econ, 2022,23(8):1341－1355.

[125] Rasekaba T M, Pereira P, Rani G V, et al. Exploring Telehealth Readiness in a Resource Limited Setting: Digital and Health Literacy among Older People in Rural India (DAHLIA) [J]. Geriatrics (Basel), 2022,7(2).

[126] Berkowsky R W. Exploring Predictors of eHealth Literacy Among Older Adults: Findings From the 2020 CALSPEAKS Survey [J]. Gerontol Geriatr Med, 2021,7:1692859997.

[127] Bevilacqua R, Strano S, Di Rosa M, et al. eHealth Literacy: From Theory to Clinical Application for Digital Health Improvement. Results from the ACCESS Training Experience [J]. Int J Environ Res Public Health, 2021, 18 (22):11800.

[128] Rojanasumapong A, Jiraporncharoen W, Nantsupawat N, et al. Internet Use, Electronic Health Literacy, and Hypertension Control among the Elderly at an Urban Primary Care Center in Thailand: A Cross-Sectional Study [J]. Int J Environ Res Public Health, 2021,18(18):9574.

[129] Papp-Zipernovszky O, Horváth M D, Schulz P J, et al. Generation Gaps in Digital Health Literacy and Their Impact on Health Information Seeking Behavior and Health Empowerment in Hungary [J]. Front Public Health, 2021,9:635943.

[130] Kim H, Yang E, Ryu H, et al. Psychometric comparisons of measures of eHealth literacy using a sample of Korean older adults [J]. Int J Older People Nurs, 2021,16(3):e12369.

[131] An L, Bacon E, Hawley S, et al. Relationship Between Coronavirus-Related eHealth Literacy and COVID－19 Knowledge, Attitudes, and Practices among US Adults: Web-Based Survey Study [J]. J Med Internet Res, 2021, 23 (3):e25042.

[132] Lin C Y, Broström A, Griffiths M D, et al. Psychometric Evaluation of the Persian eHealth Literacy Scale (eHEALS) Among Elder Iranians With Heart

Failure [J]. Eval Health Prof, 2020,43(4):222-229.

[133] Brørs G, Wentzel-Larsen T, Dalen H, et al. Psychometric Properties of the Norwegian Version of the Electronic Health Literacy Scale (eHEALS) Among Patients After Percutaneous Coronary Intervention: Cross-Sectional Validation Study [J]. J Med Internet Res, 2020,22(7):e17312.

[134] Cherid C, Baghdadli A, Wall M, et al. Current level of technology use, health and eHealth literacy in older Canadians with a recent fracture-a survey in orthopedic clinics [J]. Osteoporos Int, 2020,31(7):1333-1340.

[135] Hoogland A I, Mansfield J, Lafranchise E A, et al. eHealth literacy in older adults with cancer [J]. Journal of Geriatric Oncology, 2020, 11 (6): 1020-1022.

[136] Lin C Y, Ganji M, Griffiths M D, et al. Mediated effects of insomnia, psychological distress and medication adherence in the association of eHealth literacy and cardiac events among Iranian older patients with heart failure: a longitudinal study [J]. Eur J Cardiovasc Nurs, 2020,19(2):155-164.

[137] Yang E, Chang S J, Ryu H, et al. Comparing Factors Associated With eHealth Literacy Between Young and Older Adults [J]. Journal of Gerontological Nursing, 2020,46(8):46-56.

[138] Duplaga M, Sobecka K, Wójcik S. The Reliability and Validity of the Telephone-Based and Online Polish eHealth Literacy Scale Based on Two Nationally Representative Samples [J]. Int J Environ Res Public Health, 2019, 16(17):3216.

[139] Zrubka Z, Hajdu O, Rencz F, et al. Psychometric properties of the Hungarian version of the eHealth Literacy Scale [J]. Eur J Health Econ, 2019,20(Suppl 1):57-69.

[140] 上海市健康促进委员会办公室. 2023 年上海居民健康素养水平达 40.46[N]. 新民晚报,2024-01-12(1).

[141] 国家卫健委. 2022 年中国居民健康素养监测情况[R]. https://www. gov. cn/lianbo/bumen/202308/P020230822019124684406. pdf, 2023.

[142] 上海市卫生健康委员会. 上海市卫生健康委员会关于印发《上海市健康老龄化行动方案(2022—2025 年)》的通知[EB/OL]. (2022-09-30) https://wsjkw. sh. gov. cn/gjhztgahz/20220930/68c6fc87be30409993b5311e93408254. html.

[143] Choi N. Relationship between health service use and health information technology use among older adults: analysis of the US National Health Interview Survey [J]. J Med Internet Res, 2011,13(2):e33.

[144] Levy H, Janke A T, Langa K M. Health literacy and the digital divide among older Americans [J]. J Gen Intern Med, 2015,30(3):284-289.

[145] 伍麟,赵利娟. 数字健康素养与老年人焦虑的化解[J]. 华南师范大学学报

（社会科学版），2022(04)：72－83.

[146] 王欣欣，朱珠，栾伟. 老年人数字健康素养评价指标体系构建研究[J]. 现代预防医学，2022,49(20)：3747－3752.

[147] 杨朝晖，兰晓霞. 老年人电子健康素养研究进展及思考[J]. 中国健康教育，2018,34(11)：1023－1026.

[148] 张建芳. 城市老年人媒介素养现状调查与提升策略研究[D]. 山东师范大学，2017.

[149] 凌惠. 积极老龄化背景下老年人新媒体素养研究[D]. 浙江传媒学院，2016.

[150] 杜越，祁占勇. 公民教育数字权的基本内涵与法律属性[J]. 中国教育学刊，2024(1)：31－37.

[151] 中华人民共和国民政法律法规全书[M]. 中国法制出版社，2023.

[152] 胡文静，李梦涵，王晓珊，等. "银色浪潮"下的老年人新媒介素养分析[J]. 东南传播，2019(2)：111－113.

[153] Nguyen L, Keshavjee K, Archer N, et al. Barriers to technology use among older heart failure individuals in managing their symptoms after hospital discharge [J]. Int J Med Inform, 2017,105:136－142.

[154] 黄石松，黄鹏，孙洁，等. 大咖谈养老——多方助力养老事业发展[J]. 中国护理管理，2017,17(11)：1473－1477.

[155] 徐孝婷，赵宇翔，朱庆华. 在线健康社区老年用户健康信息需求实证研究[J]. 图书情报工作，2019,63(10)：87－96.

[156] 澎湃新闻. 数字素养-多维度提升老年人数字素养[EB/OL]. (2022－08－18)https://www. thepaper. cn/newsDetail_forward_19507527.

[157] 陈秋苹. 智能社会中的老年人生活："数字鸿沟"与弥合之径[J]. 淮阴工学院学报，2021,30(4)：15－19.

[158] 周九常，王红云，杨艳. "信息疫情"下老年人健康信息素养问题及其教育提升策略[J]. 郑州航空工业管理学院学报，2023,41(1)：68－74.

[159] 郭琼. 浅谈高校图书馆与大学生信息素养教育[J]. 图书情报导刊，2016,1(4)：35－37.

[160] 李楠. 数字社会中信息弱势群体的健康信息需求与对策[J]. 中国新通信，2023,25(09)：119－121.

[161] 刘京翰，王春迎，石庆功. 美国公共图书馆健康信息素养教育历程、特点及启示[J]. 国家图书馆学刊，2022,31(6)：59－69.

[162] 刘思奇，罗月，付晶晶，等. 积极老龄化背景下老年人数字健康素养现况及对策研究[J]. 护理研究，2021,35(2)：250－254.

[163] 周裕琼. 数字弱势群体的崛起：老年人微信采纳与使用影响因素研究[J]. 新闻与传播研究，2018,25(7)：66－86.

[164] 葛万卉. 代际信息支持视角下社交媒体使用对老年人健康促进行为影响研究[D]. 北京：中国传媒大学，2023.

[165] 代沁泉，熊回香，沈舒悦，等. 数字移民健康信息素养能力评价与提升策略

[J].图书馆论坛,2024,44(2):135-144.

[166] 陈洁.老年教育信息化服务创新探究——以常德社区大学智能手机课程为例[J].信息系统工程,2024(4):161-164.

[167] 王湘,赵妍,郭池华.教练技术支撑下的病理生理学情景剧教学方式的探索[J].创新教育研究,2024,12(5):619-623.

[168] 高媛,周敏,秦满粉,等.健康教练技术联合可穿戴设备对2型糖尿病患者糖脂代谢及自我管理行为的影响研究[J].中国全科医学,2024,27(8):908-914.

[169] 孙慧,陈慧.健康教练技术在慢性病管理中的应用进展[J].循证护理,2023,9(20):3690-3693.

[170] 王辉.城市社区老年人数字融入影响机制[D].北京:清华大学,2021.